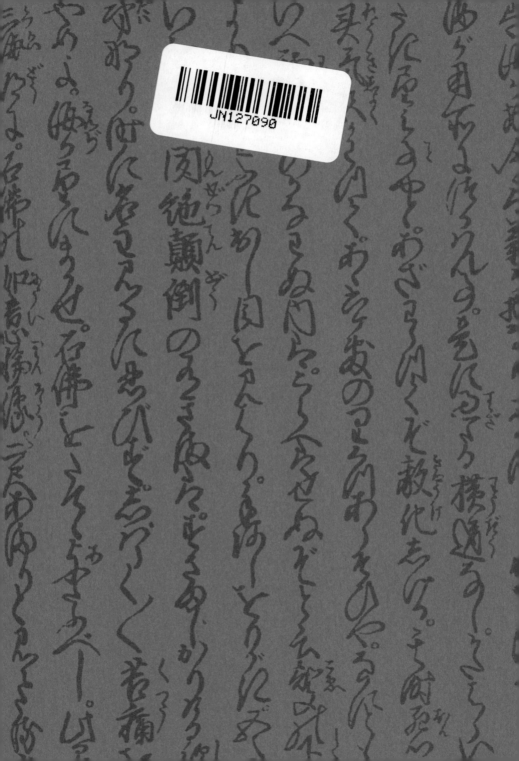

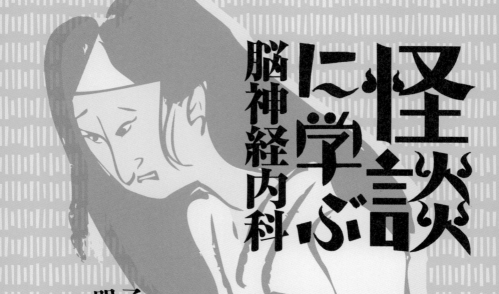

怪談に学ぶ
脳神経内科

駒ヶ嶺 朋子
獨協医科大学 内科学（神経）

中外医学社

オカルトな時間留学のススメ

　私は超能力，幽霊，霊視，UFO，UMA など，いわゆるオカルトが好きだ．エスパー，陰陽師，イタコといった職業にもとても関心がある．超常現象の本を見つけるとつい読んでしまう．なぜオカルトが好きかといえば，2つの魅力があるためだ．まずなぜそのようなものが生まれたのかという社会学的，民俗学的，歴史的側面が面白い．そしてその現象や人が，われわれの理解できる科学現象なのか，それとも人智を超えたまだ理解できない現象なのか，はたまた単なるインチキかという科学的側面も面白い．私は現在，オカルトと呼ばれているもののなかには，未来には解明されるものが少なからず存在すると考えている．なぜならはるか昔にオカルトと考えられたもののなかには，現在の神経学の目から見れば説明がつくものが数多くあるためだ．

　さて 2016 年 6 月，本書の著者である駒ヶ嶺朋子先生らによる印象的な論文に出会った．「Lewy 小体病における幻覚とザシキワラシとの類似点—民俗学史料への病跡学的分析の試み—」[1] というタイトルに惹かれ，手にした論文の以下の書き出しに心が踊ったことを覚えている．
　「神経内科で出会う訴えの中には，妖怪や幽霊，怪物などの民間伝承のようなエピソードが時にある．民間伝承は世界各地に種々の形で存在し，その多くが空想の産物と捉えられている．しかし，普遍性の背景には何らかの根拠が存在する可能性があると仮定もできる」

　論文では，有名な「ザシキワラシ」について脳神経内科医の立場から，ある仮説を検証していた．具体的には「ザシキワラシ」の姿をした幻覚を認めた患者を紹介したあと，歴史をさかのぼり，明治から大正期に蒐集された「ザシキワラシ」の病跡学的分析を行っている．種明かしになるのでここで記載を留めるが，その興味深い論考は本書の第 2 章で愉しんでいただきたい．

　本書は奈良時代から大正時代にかけて「時間留学」し，当時のひとびとにはオ

カルトもしくは超常現象と思われたであろう現象を，冷静な脳神経内科医の眼で見つめ直している．疾患についての現代的知識を整理して，その疾患についての理解を深めるとともに，病歴を深く読み取ることの大切さを改めて教えてくれる．時間軸を縦横無尽に行き来し，知的好奇心を満たす本書のような医学書は，私にとって初めて経験するものであった．

　本書が提案する「時間留学」の門戸は広く，敷居は低く，そして奥が深い．脳神経内科医や，その世界を学びたい他の診療科医師はもちろんのこと，とくに研修医や医学生，さらに一般のひとびとにも本書をぜひ手にとっていただきたい．10 の時代巡りをしたあと，きっと脳神経内科とオカルトが好きになるはずだ．それでは楽しい「時間留学」に出発しよう．

　　2020 年 2 月

岐阜大学大学院医学系研究科脳神経内科学分野 教授
下畑 享良

参考文献
1) 駒ヶ嶺朋子, 国分則人, 平田幸一. Lewy 小体病における幻覚とザシキワラシとの類似点─民俗学史料への病跡学的分析の試み─. 神経内科. 2016; 84: 513-9.

Introduction

　脳神経内科は「解剖学的診察がややこしい」,「診断の白黒が即座につかない」,「検査結果より臨床所見を重視するようだがそのあんばいがわからない」とよく言われる．第一の「診察」に関して，脳神経内科の巨匠たちによれば「病歴8割以上，診察2割未満」[1],「神経学的診察の80-90%は病歴聴取にある」[2]と語られており，診察が苦手なら**病歴で診断をつけよう**という極論もある[1]．外来では次の患者さんを待たせている．外来の一患者の診察時間は平均で5分前後，大学病院の全診療科の初診で17分±16分という報告がある[3]．**初診でも最大で30分が常識的な時間設定**であると仮定して，この限られた時間の中で，診察を行うまでには鑑別診断を挙げ，診察項目の中での優先順位を決めていなければならない．解剖学は診察中ではなく，病歴の聴取中に適用していくのである．

　第二の,「診断の白黒」に関してだが，科学理論と擬似科学理論との区別を提案した哲学者カール・ポパー　Popper K によれば,「体系の実証可能性ではなく反証可能性こそが両者の境界設定の基準であるべき」とのことである[4]．診断というものは瞬間ごとに常に暫定的な仮説であり，臨床情報の追加や科学の進展によって新たに疾患概念が確立された場合など，100年後でも覆されうる．確率として存在するリスクや予後が組み重なる現時点において，いま行える最善の策は何かを探るのが医学であり，そのような仮説において，反証可能性を残さない診断を，もし行っているのであれば，循環器科であろうが産科であろうが，脳神経内科でなくてもそんな方法論は即刻かなぐり捨てるべきだと思う．かと言って誤解のないよう加えるが，反証可能性はいつまでもカルテに「疑い」をコピペし続けることを言っているのではない．**経過や追加情報，新知見によって，刻々と診断をアップデートさせよう**という連続的診断技術[5]であって，診断が確定しているはずの退院後にも小心者のカルテにコピペされ続けるあの優柔不断な疑い診断とは異なる．

　第三の,「検査偏重主義」をどれほど改めればいいのか．患者さんからも経営的な観点からも，無駄に検査が期待されているのは事実であり，期待に応えているのかとぼけているのか，ルーチン画像検査でお茶を濁す医療が全幅の信頼を得

て久しい．しかし増大する医療費を背景として，イギリスのような包括報酬の導入も将来的には検討されていくだろう．医療成熟期にこそ検査に頼らない診療技術が必須となる．

本書では，脳神経内科の実践トレーニングとして，病歴や snap diagnosis を頼りに鑑別を挙げ，不足した追加情報を想定する方法を提案する．村上もとか氏の漫画『JIN ―仁―』（集英社）のように，**いっそのこと，検査ができない状況への「時間留学」をしよう．**診断学の腕を大幅にあげるきっかけとなるだろう．**未知なる古典の世界への時間留学を終えてこの本を閉じる頃には，きっと脳神経内科が好きになる**と約束する．このような目的から，怪奇譚の中で出会う，病歴に近似する事例を経過とわずかの所見から，現代例との比較および文献的裏付けにより医学的に検討する形式とした．なお本書の現代例は複数例から典型像を抽出した架空の症例を用いた．

本書は怪奇譚を科学的に説明して神仏や妖怪の類を「存在しないもの」とおとしめることを目的としていない．本邦では，神仏妖怪を科学から説明しようという試みは明治初期の井上円了（1858-1919）から始まった．同時代の落語家，初代三遊亭円朝（1839-1900）はこういった動きに対して『真景累ヶ淵』（真景は「しんけい」のもじり）の冒頭で批判を行っている．科学対オカルトという対比で不思議な現象をそれぞれ交わらない別ベクトルで対決させるジャンルは存在するが，なぜそのような無粋なことをするのか．この20年で体外離脱体験などの不思議な体験は脳解剖学でその局在が確かめられてきており，医学が不思議へ歩み寄る時代はすでに幕が開けている[6]．全人類に共通するものの日常とはかけ離れた不思議な体験は，感情を強く揺さぶる．しかし宗教や共同体の希薄化により，こうした稀な個人的体験は通常置き去りにされている[7]．生と死を扱う医学という学問は，次なる「魂への配慮」を模索する時代が来ている．

医者でもあった江戸の怪奇文学作家の上田秋成は，『雨月物語』の序文で，怪奇譚を取り扱うが自分の創作は取るに足らないものなのでどうか恐ろしいことが起きませんように，という「言霊返し」をつけていた．そういうわけで，私も先人に倣う．ご先祖様たちの尊く深い知恵には遥か及ばない，拙い浅知恵をちょいと展開するのだが，医学の習熟に用いるだけで，幾多の伝承が持つ神聖性をそこなうつもりはない．どうか安らかにお願いしますと付け加えておく．

参考文献

1) 池田正行. 問診による神経疾患診断戦略（リカチャンハウスとプラレール）. square.umin.ac.jp/~massie-tmd/kaitourmsl.html
2) 福武敏夫. 神経症状の診かた・考えかた. General Neurology のすすめ. 2 版. 東京: 医学書院; 2017.
3) 木佐健吾, 川畑秀伸, 前沢政次. 日本国内の診療時間研究の現状―システマティックレビュー―. 日本プライマリ・ケア連合学会誌. 2012; 35: 37-11.
4) カール・R・ポパー. 大内義一, 森 博, 訳. 科学的発見の論理（上・下）. 東京: 恒星社厚生閣; 1971.
5) Caplan LR, Hollander J. The effective clinical neurologist. 3rd ed. Shelton: People's Medical Publishing House; 2011.
6) Blanke O, Ortigue S, Landis T, et al. Stimulatory illusory own-body perceptions. Nature. 2002; 419: 269-70.
7) 黒鳥偉作, 加藤 敏. 「喪の作業」の完了によって消失した悲嘆幻覚の 1 臨床例―正常な悲嘆とスピリチュアルケア―. 精神神経学雑誌. 2015; 117: 601-6.

目次

文学・絵画鑑賞

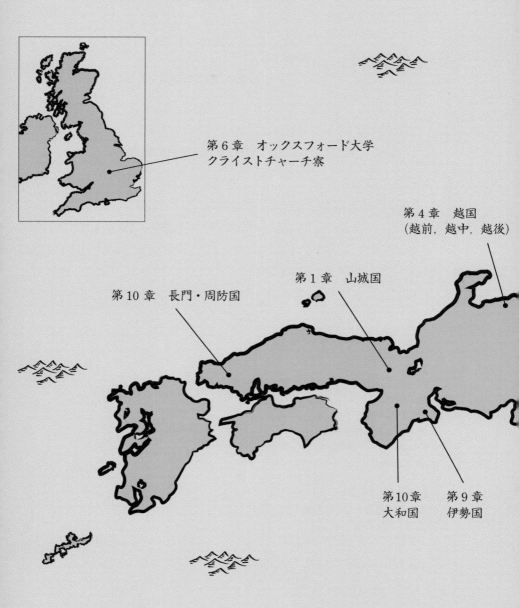

本書に登場する実在の場所

第6章　オックスフォード大学
クライストチャーチ寮

第4章　越国
（越前，越中，越後）

第1章　山城国

第10章　長門・周防国

第10章
大和国

第9章
伊勢国

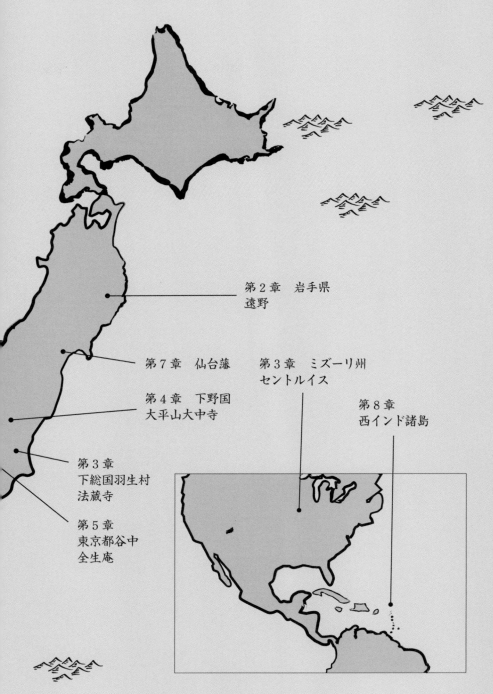

第2章　岩手県
遠野

第7章　仙台藩

第3章　ミズーリ州
セントルイス

第8章
西インド諸島

第4章　下野国
大平山大中寺

第3章
下総国羽生村
法蔵寺

第5章
東京都谷中
全生庵

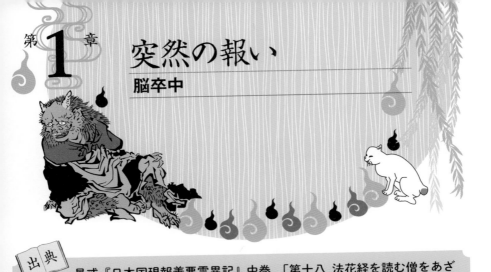

第1章 突然の報い

脳卒中

出典　景戒『日本国現報善悪霊異記』中巻，「第十八　法花経を読む僧をあざけりて，現に口ゆがみて，悪死の報をえし縁」（奈良時代後期〜平安時代前期，8 〜 9 世紀）

症例

　その白衣，僧とその寺にいて，暫くの間，碁をなしき．（中略）白衣僧をあざけり，ことさらに己が口をもとりて，まねび言ひて曰はく，「栄常師の碁の手ぞ」といふ．（中略）ここにたちまちに白衣の口，ゆがみぬ．恐りて手をもて頤を押さえ，寺を出でて去る．去るほど遠くあらずして，身を挙げて地に倒れて，たちまちに命終しぬ．（文献 1 より改変引用）

現代語訳

　とある在家の信者が徳の高い僧と碁を打っていた．僧の決め台詞「栄常師の碁の手ぞ」を誇張して面白おかしく真似て打っていた所，突然，その者の口が歪んでしまった．恐ろしくなり手で顎を押さえ，寺から出て行った．すぐに地に倒れこみ，死んでしまった．

空想

　口元のゆがみが出たあとすぐ倒れて死んでしまったという 9 世紀から伝わる説

話を読む. 21 世紀の私はあろうことか, 現代ならば preventable death, 防ぎ得た死だったのではないかと仮定してしまう. そんなことを言ってもいまさら仕方がない. でも.

A1. 　日中活動時, 急性発症, 顔面下部の麻痺, 転倒の原因としての下肢麻痺もしくは意識障害, 死亡. 発症直前に長時間の座位(「しばらくの碁」)があった.

A2. 　脳梗塞(特に長時間座位後の日中活動時発症にて心原性脳塞栓症), 脳出血, 焦点起始両側強直間代発作からの呼吸停止, 脳動脈瘤破裂によるくも膜下出血に伴う脳虚血や痙攣を伴うくも膜下出血, 心筋梗塞に伴う二次性脳血流低下による神経症状に続く死亡, 長時間座位からの肺塞栓に伴う二次性低酸素・脳血流低下による死亡, 低血糖による神経症状から低血糖遷延による死亡などがある.

A3. 　A2 のそれぞれを鑑別するには, 第一には顔面麻痺出現から転倒・死亡までの経過時間が最も必要である. 年齢も疫学情報を思い起こすヒントには有効である. さらに意識障害を来たした方の診察では, ABC つまり Airway　気道, Breathing　呼吸, Circulation　脈拍・血圧, の優先順位で確認後, ようやく D つまり神経所見である瞳孔, 眼位, 痙攣の有無, 尿失禁・舌咬傷の有無, 顔面・上下肢麻痺の詳細, 項部硬直といった神経所見をとる. 本人を知る者が周囲に同席したならば, これまでの食生活(脱水・塩分・栄養状態)を中心とした生活習慣の情報を得たい.

現代例提示―心原性脳塞栓症

60 歳代男性.
通院歴なし. 喫煙 40 本 / 日, 焼酎 4 合 / 日. 朝から友人と碁を打っていた.

午前11時，一手を打とうとしたところで突然碁盤に突っ伏して呼びかけに答えなくなり救急要請された．救急隊到着時，呼びかけに開眼し，指示に従うことができたが，左共同偏視および右顔面麻痺，右上肢の完全麻痺，右下肢の不完全麻痺を認めた．

　20分後の搬送時，唸り声の発声あり，血圧は161/94 mmHg，橈骨動脈触診で脈拍は不整，触知に左右差はなく，心雑音は聴取しなかった．発語はないが指示に従うことができ，運動性失語の存在が疑われた．兎眼はなかったが右口角の低下を認め，顔面下部の筋力低下を認めた．右上肢は完全麻痺，下肢は伸展位で10 cmほどの挙上が3秒ほど可能であった．右Trömner徴候が陽性で右Babinski徴候が母趾伸展で陽性であった．血栓溶解療法に備え，National Institutes of Health Stroke Scale（NIHSS）scoreを17点と評価し，収縮期血圧を140-160 mmHgにコントロールしながら血栓溶解療法の除外項目の確認ならびにCT検査へと向かった．

解説

　長時間の座位後，日中活動時の急性発症の片麻痺という経過から，現代であれば心原性脳塞栓症を第一に考えたい．実際，囲碁の最中に発症した1200年後の自験例と似ている．現代なお本邦の死因の第3位から4位を行き来している脳血管障害である[2]．倒れた時点で救助に向かい，血栓溶解療法を念頭に置いてNIHSSを評価しながら**脳出血などの出血性疾患の除外を検討したい**ところである．

疫学

　しかし当時の脳卒中の疫学を考えると脳梗塞として血栓を溶かしに行くのは妥当と言えるだろうか？　当時の脳卒中の疫学はどのように推定すればいいのか．考古学や人類学から疾患を割り出す研究報告は夢がある．結核など骨に病変を残す疾患ではそれも可能だろう[3]．しかし大多数の骨も残さない先人の生活はむしろ日本霊異記のような説話集や万葉集といった歌集など文献にしか残されていない．自由に推定してみるか…．

　現代の脳卒中統計を見てみる．日本で生活している限り，近年，脳卒中は減ら

せているとの手応えがある．厚生労働省の「統計情報・白書」の年齢調整死亡率のデータでも死因となった脳卒中は順調に減少している[2]．が，全世界の脳卒中は，1995年から2010年を比較した報告にて，増加傾向にある[4]．感染症の制圧による人口の高齢化が要因として挙げられているが，低〜中収入国では75歳以下の脳出血が有意に増加しており，都市型生活による食事・運動習慣の変化，中国での喫煙・高血圧，ロシアでの飲酒を背景とした増加と考察されている．なお，混乱を招かないように付記するが，脳卒中ガイドラインでは，「脳梗塞とくも膜下出血」の明白なリスクである喫煙は「脳出血」においてはまだ議論の余地があるという位置付けである[5]．

2010年に起きた脳卒中のうち，脳梗塞の発症は全世界で176.44/10万人年，最小のカタールで51.88/10万人年，最多のリトアニアで433.97/10万人年，日本で128.65/10万人年と推計されている．脳出血は全世界で81.52/10万人年，同じく最小のカタールの14.55/10万人年から最多の中国で159.81/10万人年，日本で63.82/10万人年と幅がある．**脳梗塞による死亡は全世界で42.27/10万人年，日本で24.63/10万人年，脳出血による死亡は全世界で81.52/10万人年，日本では18.78/10万人年とされている**．世界の脳梗塞の63%，脳出血の80%が「低〜中収入国」で起きていた．**また全脳卒中での死亡年齢の平均は高収入国で80.4歳，低〜中収入国では72.1歳であった**．貧困は脳卒中発症と死亡とに関連している[4]．

脳卒中分野で最も信頼できる成書であるCaplan Lの『Stroke』から引いてくると，全世界の脳卒中の1割が脳出血，1割がくも膜下出血，残りの8割が脳梗塞と考えるが，日本や中国などアジア圏では，高血圧罹患率の高さを反映した脳出血が他の地域よりも多く，脳卒中の2割が脳出血とされる[6]．脳卒中から，脳出血とくも膜下出血を引いた残りの7割である脳梗塞の内訳は，本邦ではアテローム血栓性33.2%，ラクナ梗塞31.2%，心原性脳塞栓症27.7%，つまりだいたい約1/3ずつだが欧米より心原性脳塞栓症がやや少なく[7]，病態への高血圧の関与が大きい．

🌑 近代以前の食生活

脳卒中は主に生活習慣病であるから，平安時代の患者さんにおいてもその診断・評価には，食生活，塩分摂取量，酒，タバコ，運動習慣などに切り込んでいかな

JCOPY 498-32854

ければならない．日本には岩塩の産地がなく，9世紀当時の内陸部の塩分摂取量は相当低いと思われる．平安時代までの製塩方法は製塩土器によって海水を煮詰めるという方法が各地で行われていた[8]．土器で製塩すると，塩分によって土器はその都度壊されるため，規模の小さな流通しかうまれず大変貴重な栄養素だったという．鉄器による塩釜の出現は鎌倉時代，揚浜から入浜と呼ばれる大規模な塩田が広がるのはそれ以降，山中の人が瀬戸内海の塩を購入できるようになったのは江戸時代だという．

アフリカ系アメリカ人での高血圧有病率の高さはサハラ周辺のアフリカを起源とする人々に特に多く，これはひょっとして水分・塩分補給が制限された奴隷船を生き抜いた者だけがアメリカにたどり着いたからなのではないかという仮説があることを医学部の講義で習った覚えがあった．あの仮説が関連するのではないかと思い検索してみたが現在では「かつては主な成書に採用された逸話だが証明できないため現在では無批判に扱ってはいけない」とされていた[9]．よって，次に語る仮説はエビデンスの話から遠い単なる遊びにすぎないが，少々空想にお付き合い願いたい．本邦は海に囲まれているが，入浜塩田による大規模な製塩と流通は江戸時代まで待たなければならなかった．とすると，塩分を溜め込む遺伝子を持つことは内陸部では生存に有利だった可能性がある．塩がいくらでも簡単に入手できる現代になって，かつて生存に有利だった能力がアダとなって脳卒中が多いのではあるまいか．前近代までに塩を潤沢に入手できていた地域と現在の県別の脳卒中死亡率を比較してみる．

古式入浜の分布，すなわち江戸以前から塩を生産していた地域は九州および近畿の瀬戸内海沿岸部である[8]．都道府県別脳卒中年齢調整死亡率を参照すると，山陰と山陽では山陽のほうが脳卒中による死亡率が低い[10]．脳卒中のメッカ，東北でも，鎌倉時代から「塩釜」で製塩していた塩釜神社を擁する宮城県で少ない．我々が診療している脳卒中というものは，ご先祖の長い塩分入手困難の物語を見ているわけだったりして．しかしこれはもちろん，恣意的な解釈に過ぎない．この分布は，脳卒中に力を入れる医療センターや大学病院周辺の脳卒中死亡率の低さとして読みとることもできる．素晴らしい予防啓発活動の結果かもしれない．スペインのバルセロナは港町で，少し山に行けば岩塩の採掘場もある．水に塩分が含まれることから塩味が避けられており，マクドナルドではポテトの塩が別添えだった．カレー塩や唐辛子塩をフリフリする期間限定の特別な塩ではな

く，普通の塩が別添えだったので驚いたが，脳卒中をさらに減らすには日本でも導入してほしい方法である．

脂質や糖質などほかの食習慣はどうだろうか．脳梗塞の独立したリスク因子である糖尿病について，平安時代でも富裕層において，肥満・飽食を背景とした糖尿病があったのではないかという指摘がある．藤原実資の日記『小右記』には長和5年（1016年）5月11日，「摂政（藤原道長は）仰せられて云ふ．去3月より頻りに漿水を飲む．就中近日昼夜多く飲む．口乾き力無し．但し食は例より減ぜず」とあり，糖尿病の症状である口渇，多飲・多尿が記録されている[11]．

一方，一般人口に飢えはあっても飽食とは無縁だった．奈良時代より数百年下った16世紀，聖フランシスコ＝ザビエル Francisco de Xavier がキリスト教の布教のために日本に滞在した際の書簡に，日本では皆が少しの野菜と米だけ食べ，りんごさえ贅沢品であり，家畜は決して食べない，だから元気に歩く健康な高齢者を目にする，と記載していた[12]．粗食が健康の秘訣であると当時から認識されていたことにまず驚く．脳卒中のリスクとしては，脳梗塞のリスクである高血糖や高脂血症よりも脳出血のリスクの一つである低栄養が際立っただろう．飽和脂肪酸は高脂血症などの原因となり，その過剰摂取は心血管系疾患のリスクとなることが明らかとされているが，日本人は飽和脂肪酸を多めに摂取する群で脳出血が少ないという解析もある[13]．朝食を毎日摂取する群では脳出血が少ないとも報告されており[14]，日々の食事の確保に苦労した低栄養の時代においては，脳卒中を見みかけたら圧倒的に脳出血を疑うべき，かもしれない．

🐚 近代以前の嗜好

ポルトガルの宣教師経由でアメリカ大陸からタバコが伝来したのは鉄砲と同時期だったと推定されている．杉田玄白一門の蘭学医，大槻玄沢がまとめた『蔫録』（文化6年，1809年）には，天文12年（1543年）種子島にポルトガル人が漂着，停泊して以降，元亀-天正年間（1570-1591年）に長崎港で交易を開始し，喫煙が伝わったと記されている[15]．天正年間，1570年代にポルトガル・スペインの本国ではまだタバコの喫煙が普及していなかったにも関わらず本邦ではすんなり導入され，またほどなくしてタバコの栽培も開始された．1612年の「コウロス書翰」にはすでに，日本イエズス会での禁煙令が言及されているのだという．本国では普及させていないものを交易先である長崎や植民地であるマニラで普及さ

JCOPY 498-32854

せているからには，依存性などの危険への認識があったのかなと用心してしまうが真相はわからない．そういうわけで脳梗塞の確立したリスクであるタバコの葉を喫煙する文化は奈良・平安時代にはまだなかった．

　動脈硬化のリスクであるアルコールはどうだろうか．3世紀，弥生時代末期〜古墳時代初期に中国で書かれた『三国志』の中のいわゆる「魏志倭人伝」には倭人が「酒を嗜む」とされており，どういった時に飲むかというと葬儀の時に亡くなった者のごく近親以外の者が飲酒をして歌舞すると書かれている[16]．時代が下り，7世紀，飛鳥時代の『隋書』「倭国伝」には，倭国人が正月一日に飲酒をすると書かれている[16]．葬祭の折に酒が嗜まれていた．適量を摂取することで楽しく飲めて元気いっぱいとなるお酒だが，日々の習慣としてのアルコール摂取は心房細動のリスクである[17]．常習飲酒は，脳神経内科領域で言うならば，動脈硬化によるアテローム血栓性脳梗塞と非弁膜症性心房細動からくる心原性脳塞栓症のほか，認知機能低下，アルコール関連神経障害，成人発症のてんかんなどに関わる．ブランデーやウイスキーは最も消毒に適した70%の度数だが，それらはかつて消毒のための医薬品であり，度数の高いアルコール飲料の普及は世界的には，18世紀末の産業革命以降に実現した[18]．過酷な長時間労働者が大量に生まれたことで，それまで消毒液として用いていた蒸留酒を日常飲用に供給するようになった．蒸気機関の発明が産業革命の本質であるとされているが，植民地ではなく自国の身近な人に蒸留酒を注いで働かせることもまた発明され，現在の生活の発展があるのかもしれない．

運動習慣

　厚生労働省は運動習慣・適度な歩行による疾病の一次予防を掲げており，1000歩＝10分歩行＝700 m＝30 kcalの消費と試算し，運動で1日300 kcalの消費＝1万歩を暫定的な目標値としている[2]．この根拠として週2000 kcal消費（285 kcal消費/日）程度の運動習慣が死亡率を下げるという報告[19]や毎日3.2 km以上歩く人は1.6 km/日以下の人の1/2の死亡率であったという報告[20]を挙げている．脳卒中と歩数の関連は研究プロトコルが公表されているが現在進行形でまだ直接の数字は出ていない．強度の高い運動習慣（10メッツ以上すなわちランニング，格闘技など）では脳出血を増やしてしまうという報告もある[21]．日本は欧米よりも脳出血の割合が脳梗塞に比べて高く，マラソンなどの激しい運動の励行は集

団の健康維持のためには不向きと言える.

　5メッツ/時間程度の中等度の運動, すなわち速足での散歩10分程度を細切れに取り入れるというのが今のところ大多数の人にとって最も適切な運動習慣であると言える. 牛車は庶民の乗り物ではないし, 水道もないため水汲みから始まっていたと思われる奈良・平安時代の日常生活においては, 宮中や特殊な修行を除いて, 現在の健康目標である1日1万歩はゆうに超えていただろう. 特に庶民の水汲みや舎人の仕事は負荷をかけた重労働であり, 10メッツ/時間を超える運動強度であろう. その生活習慣からは脳出血の増加が懸念される.

　生活習慣病としての脳卒中は, 奈良・平安時代の日本では, 現代の世界中どの地域ともリスクが異なり, 有病率が異なるため, 現代の疫学はあまり役に立たない.

6 病歴・経過による脳梗塞・脳出血の鑑別

　頭部CTを撮影できない状況で, なんとか脳の中を推定することはできないものか. 脳梗塞なのか脳出血なのか. 脳梗塞だとすると心原性脳塞栓なのかアテローム血栓性脳梗塞なのか, ラクナ梗塞なのか. 病歴から推定するにはどのような情報が必要なのか. 発症状況, 症状の進展, 頭痛・嘔吐・意識障害の有無で, 脳梗塞なのか, 脳出血なのか, くも膜下出血なのか, 脳梗塞だとすると心原性なのかアテロームなのかラクナなのかの推測がよく検討されている[6]. 心原性脳塞栓と脳出血, くも膜下出血は日中活動時に発生することが多く, アテローム血栓性とラクナ梗塞は夜間から起床時の発症と日中活動時発症とが半々と理解される. また, 発症早期の症状の進展様式もまたこれらの5つの可能性を分けるために有効である. **くも膜下出血は数秒で最大限に至る頭痛で発症し, 心原性脳塞栓も発症時にすべての症状が出揃い, これらは発症時に完成することが多い. 階段状進行はアテローム血栓性, ラクナ梗塞の3割前後に見られる進展様式である.** 症状に変動が見られがちなのもアテローム血栓性, ラクナ梗塞である. **徐々に, つまり20分から数時間かけて症状が進展するものは脳出血である.**

　『日本霊異記』で倒れた白衣は, 自験例のように碁盤に突っ伏したのではなく, 意識障害を来たすまでに顔面麻痺に改善がなく手足の麻痺に進み, 数分から数十分の時間が経過したと読めるので, 脳卒中ならば脳出血が最も考えられるということではないだろうか. くも膜下出血では意識混濁のほか, 興奮も伴いやすい.

脳出血では意識障害は5割に見られ、頭蓋内圧亢進によるため、もしくは脳幹網様体系への直接圧迫所見として、当初なかったとしても徐々に見られることに注意し、またそれがあれば生命予後不良因子であることを常に気にかけなければならない所見である。

今回の症例には記載はなかったが、頭痛・嘔吐という経過も情報的価値が高い症状である。くも膜下出血が発症時に頭痛を伴わないということはめったにない。頭痛はくも膜下出血のほぼ全例に、脳出血の半数以上に伴う。一方で脳梗塞では2割以下と珍しい。嘔吐はくも膜下出血と脳出血の半数以上に伴うが脳梗塞では1割以下である[22]。以上を参考にして経過による脳卒中の鑑別を表1-1にまとめた。

🎗表1-1 脳卒中の概要と代表的経過・随伴症状

	心原性脳塞栓症	アテローム血栓性	ラクナ梗塞	脳出血	くも膜下出血
世界の頻度	56%	24%		10%	10%
日本の頻度	19%	24%	22%	20%	10%
高血圧		関連あり	大いに関連あり	関連あり	やや関連あり
冠動脈疾患	関連あり	関連あり			
心房細動	大いに関連あり				
糖尿病	関連あり	関連あり	やや関連あり		
喫煙	関連あり	関連あり			
日中活動時発症	多い	あり	あり	多い	多い
起床時発症		多い	多い		
ストレス時発症				あり	あり
経過	発症時完成	TIA先行・進行あり	TIA先行・進行あり	数分から数十分進行	発症時完成
頭痛				しばしば	ほとんどに伴う
嘔吐				あり	あり
意識障害	あり	あり	なし	多い	ほとんどに伴う

TIA : transient ischemic attack（一過性脳虚血発作）
表の注釈：医学生へ。テストに出るのは「大いに関連あり」「ほとんどに伴う」のところだけ。

診察

　さて，意識障害を来たした時に搬送されてきたと仮定して，本人の性別・年齢・人種・体格を目の当たりにしながら生活歴や疫学に思いを馳せ，病歴をとりながら鑑別を挙げてきた．1200年を行き来し，長々と述べてきたが，実際の時間経過は二次救急ならば**ここまでを5分以内に収めたい**．片麻痺のある意識障害なんでしょ，搬送されてきたのは．ここまでをしっちゃかめっちゃかで早送りで再生し長くとも診察まで5分以内にしたいところである．いよいよ，バイタルサインから診察に入る．もちろん三次救急ならば，ファーストコンタクトでの視診と病歴聴取と診察とは同時である．したがって，書き物の都合上，後回しになってしまったが，いまここで大前提に言及する．ズバリ，診察では，**その意識障害が脳疾患由来であるのかどうかを第一に考えなければならない**．

　急性発症の症状の診察に際しては，神経症状が最初に目についたとしても常にABCDの順で評価すべきである．意識障害があるからと言っても問題が脳に由来するとは限らない．気道異物による窒息の場合だって，脳に酸素が行かないことで意識を失って倒れる．心筋梗塞で心肺停止しても意識を失う．脱水による循環動態性ショックでも脳に血流や酸素が行かないため意識障害を来たす．低血糖発作でも痙攣して意識障害を来たす．そしてこれらは，早期のタイミングで治療がうまくいかなければ死亡もしくは永続的な脳障害をもたらす．

　救命に直結する気道，呼吸，脈拍，血圧，つまりAirway, Breathing, Circulation のABCの順番で確認後，血糖値を評価できれば評価し，「いま平安時代にタイムスリップしていて血糖値が検査できない」あなたならビタミンB1と同時に糖を投与しつつ回復するかどうかを見ながら，初めて，Dつまり神経所見である瞳孔，眼位，痙攣の有無，尿失禁・舌咬傷の有無，顔面・上下肢麻痺の詳細，項部硬直といった神経所見をとる．救急搬送された患者さんに意識障害があるから，あるいは看取りの場面で徐脈となり血圧が低下しとうとう出現した意識障害に対して，だしぬけに脳神経内科医がファーストコールされることもある．しかし生命の危機，多臓器不全においては脳機能も当然低下する．呼ばれたのが脳神経内科医だったとしても目の前で起きている問題は心肺機能の低下や代謝性の問題が主題であることも多い．

全身疾患由来なのか，脳卒中由来なのか

　神経診察が煩雑だという向きに，バイタルサインだけで，その意識障害が脳疾患由来なのか，それとも脳に病変がなく心筋梗塞や肺塞栓，薬物中毒や低血糖などによるのかを区別できるかどうかという議論がある．マッシー池田（池田正行医師）の論文には日本の都市部の一基幹病院（千葉県・旭中央病院）の救急外来を受診した意識障害のうち，頭部外傷を除いた529人を対象に，血圧だけで区別がつけられるかどうか見てみたという報告がある[23]．脳卒中，てんかん，脳腫瘍など脳病変があった59%の群では平均血圧は168/90 mmHg，なかった群では111/67 mmHgであった．収縮期血圧170 mmHg以上では脳病変由来の意識障害を，収縮期血圧90 mmHg以下では脳以外の病変での意識障害を考えてよいだろうという結論を提示している．この論文を序文に引用し，そうではなかったと結論付けた論文もある．インド中央部の農村地帯に位置する大学病院（Mahatma Gandhi Institute of Medical Sciences）では，CTは高価であり簡単に撮れないため，バイタルで区別ができればよいとして，やはり頭部外傷を除外した意識障害386人を分析した報告がある[24]．脳病変は46%にあり，平均血圧は脳病変のある群で144/85 mmHg，ない群で111/64 mmHgであったが，いくら以上と以下とで血圧数値を設定しても脳病変があるかないかを決定する値は見出せなかったと結論している．しかし脳出血群の平均血圧は176/103 mmHgで，脳梗塞では146/84 mmHg，脳病変がなかった意識障害のうちの一つである肝性脳症では111/66 mmHgなど，意識障害に高血圧が見られた場合にはより脳病変の可能性が高いという臨床的な傾向は同じであった．インドの疾患の内訳には，脳病変ありの群に脳マラリアがあり，脳病変なしの群に蛇咬傷があり，『日本霊異記』の背景に近いのはこちらの論文かもしれない．なお，現在日本は八重山諸島をのぞいてマラリアの流行地ではないが，平安時代には「瘧（おこり）」，「わらはやみ」などと呼ばれ，マラリアは存在していた[25]．しかし今回の『日本霊異記』症例は，発症様式の情報がない意識障害ではなく，急性発症という経過情報があるのでマラリアは鑑別疾患ではない．

　脳卒中なのかあるいは別の病気なのかを身体所見から推察しようという試みがある．これはプレホスピタルケア，つまり病院到着前に患者さんに接触する救急隊の現場において著しい発展を遂げている分野であり，Los Angeles Paramedic

Stroke Scale, Cincinnati Prehospital Stroke Scale, Face Arm Speech Test（その名も FAST）などがある[26]．1994 年から 2005 年の間に報告された論文をシステマティックレビューした報告では，神経症状を呈する全患者さんのうち，脳卒中は 10% であったが，**急性発症の顔面麻痺，上肢の動揺，発話の異常があれば脳卒中の可能性が上がり，意識障害，片麻痺，眼球運動障害があることで脳卒中による死亡率が上がっていた**[27]．平安時代症例を見ると急性発症の顔面麻痺を来たしたあと意識障害，さらには死亡の転帰をとっており，脳卒中からの死亡だった可能性はやはり高い．

🐚 脳梗塞なのか，脳出血なのか

　さて，前々項で，既往歴，病歴からその脳卒中が脳梗塞なのか脳出血なのか，ある程度予測できることを学んだ．身体所見を取れたところまでやってきて，さらに予測の確実性を増すことはできるだろうか．実はこの世には，勇猛果敢にも，脳梗塞と脳出血とを頭部画像撮影に頼らずに推測してみようというスコアリングが存在する[28]．既往歴，病歴，身体所見を複雑に組み合わせることで，脳出血には脳出血特有の，脳梗塞には脳梗塞特有の組み合わせがあることを利用して数値化する．世界的には Siriraj Score, Besson Score などがあり日本からは Kurashiki Prehospital Stroke Subtyping Score が提案されている[29]．Kurashiki は心房細動と拡張期血圧，意識障害がないことの 3 点の評価項目で，高得点によって脳出血よりも脳梗塞らしさが上がっていく[29]．簡素で使いやすい．最も有名な Siriraj Score は複雑である．（2.5 ×半昏睡 /5 ×昏睡）＋（2 ×嘔吐）＋（2 時間以内発症の頭痛）＋（0.1 ×拡張期血圧）－（3 ×糖尿病もしくは狭心症もしくは間欠的進展のどれか 1 つ以上）－ 12 を行い，スコアが 1 以上で脳出血の可能性が高く，マイナス 1 以下で脳出血の可能性が低い．

　1966 年から 2010 年に行われた身体所見等で CT での脳出血（くも膜下出血含む）もしくは脳梗塞を予見できるかという前向き研究のシステマティックレビューでは，Siriraj Score はきちんと 1 以上で脳出血，マイナス 1 以下でその可能性を下げるという重要事項を分けることができた[28]．なんと喜ばしい情報ではないか．が，しかし，そもそもこの 1 以上もしくはマイナス 1 以下の範囲に入る脳卒中が 6438 例中なんとたったの 20% であったことから，実臨床上の応用には向かないと結論付けている．とほほ．でもよかった．だってスコアリングがとて

JCOPY 498-32854

🍶 表 1-2 脳出血と脳梗塞とを見分けるプレホスピタルスコアの比較

スコア名	項目
Siriraj Stroke Score	(2.5 ×半昏睡 /5 ×昏睡) + (2 ×嘔吐) + (2 時間以内発症の頭痛) + (0.1 ×拡張期血圧) − (3 ×糖尿病もしくは狭心症もしくは間欠的進展のどれか 1 つ以上) − 12
Besson Score	(2 ×アルコール消費) + (1.5 ×足底反射伸展) + (3 ×頭痛) + (3 ×高血圧の既往) − (5 ×一過性脳虚血発作の既往) − (2 ×末梢動脈疾患) − (1.5 ×高血圧症) − (2.5 ×入院時の心房細動)
Kurashiki Prehospital Stroke Subtyping Score	(2 ×心房細動) + (拡張期血圧 < 100 mmHg) + (意識障害なし)

表の注釈：これを覚えようという表ではなく，いかにややこしいかという表である．念のため．

も煩雑で，緊急事態に際してあまりにややこしく難しいから．Besson Score はこ
うだ．(2 ×アルコール消費) + (1.5 ×足底反射伸展) + (3 ×頭痛) + (3 ×高血圧
の既往) − (5 ×一過性脳虚血発作の既往) − (2 ×末梢動脈疾患) − (1.5 ×高血圧
症) − (2.5 ×入院時の心房細動)．なんというややこしさだ (表 1-2)．…でもな
にか，ここまでの話が間違ってなかったなあという項目のラインナップでほっと
した．脳出血をより考えなければならない所見として，意識障害，項部硬直，神
経脱落症状＋痙攣，拡張期血圧 110 mg 以上，嘔吐，頭痛が挙げられる．その逆，
脳出血の可能性を下げ脳梗塞の可能性を上げる所見として頸部血管雑音，一過性
脳虚血発作の先行（いわゆるクレッシェンド TIA というやつですな）が挙げら
れる．

　しかしこれらはすべて，CT もしくは剖検によって脳出血か脳梗塞かを確かめ
た「正解」に向かっての「確からしさ」であり，つまり，正解は CT で直接見る
ことにあった．そう，ここで敗北宣言をさせていただく．**その意識障害が脳卒中
なのか全身疾患によるのか，また，脳卒中だとして脳出血なのか脳梗塞なのかの
区別において，身体所見と病歴からの推測の正確さは CT に及ばない．** CT なら
びに MRI といった頭部画像は頭蓋内疾患の診断・鑑別に優れている．**したがって，
現代医療においては脳卒中が疑われた場合，頭部画像検査をためらってはならな
い．**

🐌 脳梗塞のサブ分類─アテローム，ラクナ，心原性

　脳梗塞においては，1990 年代に Study のために用いられた The Trial of Org

10172 in Acute Stroke Treatment（TOAST）分類という分類が，各種ガイドラインでも用いられておりよく知られている．脳梗塞の種類は，①大血管アテローム血栓性（動脈源性塞栓症 / アテローム血栓），②心原性脳塞栓症（ハイリスク・中等度リスク），③小血管閉塞（ラクナ），④その他の原因による脳梗塞，原因の同定できない脳梗塞（a. 2 つ以上の原因が同定されたもの，b. 精査で見つからなかったもの，c. 精査不十分）と分類されている[30]．1983 年に世界初の商用 MRI 機が東芝から日本の慈恵医大病院に設置され[31]，以後 1990 年代に急速に普及した MRI によって，CT では見えなかったラクナ梗塞が可視化された．以降，TOAST 分類など脳卒中の分類には，画像での病変の大きさが明記されており，病変が 1.5 cm 以上か以下かで，ラクナ梗塞なのか，アテローム血栓性もしくは心原性塞栓なのかを鑑別している．だからこそ，脳梗塞を疑ったら MRI を撮影する時代に，いま生きている．

　一方でこの有名な TOAST 分類で**ラクナ梗塞の診断に，「皮質症状がなくラクナ症候群がある」という臨床所見が必要であることは，あまり知られていない**．愚直に簡便に，MRI をオーダーし，診断を任せる．1990 年代の画像診断の普及を経て，TOAST 分類の中でも一部，脳病変の大きさしか知ろうとしていない．裏を返せば，1980 年代の論文には，診察で脳病変を探ろうという挑戦が存在する．1980 年代の知識をもった脳神経内科医ならば，奈良・平安時代にタイムスリップしても仕事ができるかもしれない．

　Fisher 症候群に名を残しているが，専門は脳卒中であったスーパードクター Miller Fisher 医師が，症候学と剖検から，ラクナ症候群を提唱した（**表 1-3**）．ラクナ梗塞は頭部画像や全身画像検索に頼らずに，症候学的に積極的に診断することができるとしている[32]．この思想・技術が普及する前に MRI による診断が普及し，Caplan をして「現在においてもラクナ梗塞はいまだその存在を知られていない」とまで嘆かせている[6]．レジデントが病型分類をしないで脳梗塞を治療しているのを見て，脳卒中センター長が「TOAST 分類の『c. 精査不十分による④その他の脳梗塞』の予後は，未治療の心房細動の予後と同じだから！」と嘆く．レジデントが「経食道心エコーが全例必要でしょうか？」とぼやく．いや，そういうことではないんだよ．Fisher の言葉を繰り返す，「**ラクナ梗塞は，症候学的に積極的に診断することができる**」[32]．脳梗塞の病型分類は，除外診断ではない．

　さて，そのラクナ症候群，Fisher の総説によると少なくとも 23 種類も提案さ

🥄 表 1-3 Fisher のラクナ症候群

ラクナ症候群	病変	特記
Pure sensory stroke or TIA	視床	最多．片側の感覚障害のみ
Pure motor hemiparesis	内包後脚，橋底部，被殻など	2 番目に多い．顔面と上肢もしくは上下肢．決して単麻痺ではない．起床時発症が多い
Ataxic hemiparesis	橋底部	下肢＞上肢＞顔の重症度で失調と感覚障害
Dysarthria-clumsy hand syndrome	橋底部，内包膝	構音障害と手の巧緻運動障害，腱反射亢進と Babinski 徴候
Mesencephalothalamic syndrome (top-of-basiler syndrome)	両側中脳・視床下部・視床	90% 以上が塞栓症．動眼神経麻痺と傾眠，活気のなさ
Thalamic dementia	視床中心部	記銘力障害と Horner 症候群の眼裂狭小・無汗症，CT で描出される
Cerebellar ataxia with crossed third-nerve palsy	上小脳脚	Claude 症候群
Hemiballism	視床下部，青斑核ルイ体	数ヶ月で改善する片側の不随意運動
Lateral medullary syndrome	延髄外側	Wallenberg 症候群 病変側の Horner 症候群・顔面温痛覚低下・嚥下障害，体は対側温痛覚低下，失調性歩行障害

(Fisher CM. Neurology. 1982; 32: 871-6[32]) 本文より作成)
表の注釈：医学生へ．テストに出るのは Wallenberg 症候群だけ．

れているが，すべてのラクナの根底は一貫している．「ラクナ梗塞は 9 割以上に140/90 mmHg 以上の高血圧を伴う．皮質症状の存在はラクナ症候群を否定できる．皮質症状すなわち，**失語症，失行・失認，運動障害と同時の感覚障害，単麻痺，同名半盲，意識障害，痙攣がある場合にはラクナ症候群ではない**」．その上で表に挙げた症候群を呈する場合，積極的に診断しようと提案しているのである（**表1-3**）．ラクナの定義の一部，「径 3 mm からの，穿通枝閉塞を呼ぶ」ということだけが一人歩きしている．なお，『日本霊異記』の記載だけで，ラクナ梗塞ではないことは診断可能なのだ．

さて，命取りになるような大きな脳梗塞である心原性脳塞栓症に関して，TOAST 分類では高と中等度リスク源としての心疾患の分類がある[29]．高リスク源としては，心房細動，機械弁，洞不全症候群，4 週以内の心筋梗塞，拡張型心

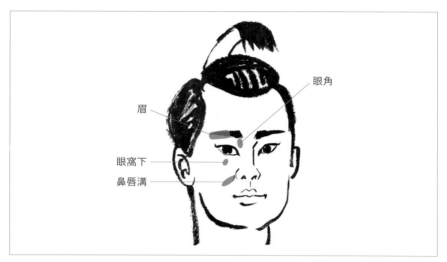

眼角

眉

眼窩下

鼻唇溝

🔥 図1-1 内頸動脈閉塞を疑う場合の触診部位
(Fisher CM. Neurology. 1970; 20: 476-8[33)] より作図)

筋症，心室の塞栓子の存在，感染性心内膜炎など，中リスク源としては弁膜症，卵円孔開存症などである．平安時代に目の前で患者さんが倒れた時，診察し，まず脈拍を触知し，竹筒でも用いて心雑音を聴取したいと思う．そこから先の心疾患の鑑別には，別の本を参照していただきたい．つまり心原性脳塞栓症だと診断し，心臓精査を要する場合には，循環器内科に依頼しよう．

　もう一つの広範囲での脳梗塞となりうる状態，アテローム血栓性脳梗塞もまた頸動脈の雑音聴取という身体所見があれば一つ，積極的診断の根拠となる．さらにおもしろエビデンスとなると，Stroke の分野だけでも500近い論文があるFisher には，内頸動脈閉塞では顔面に異常な血管拍動を触知するという報告がある[33)]．MRI，MRA の存在しない時代に，血管造影は可能だった．しかし侵襲性が高いため，どうにか血管造影以外で閉塞血管を同定しよう，とのことで，眉毛の一点，眼窩周囲部の二点を指で触診し，血管拍動を触知した場合，内頸動脈内腔が1mm かそれ以下だろうとしている（図1-1）．

　眉毛部に関しては「高血圧を持つ高齢者の10%でみられるため片側性の時に限って有用である」としている[33)]．一方で眼窩部の拍動に関しては，正常者では見られないため，所見があれば閉塞を考えてよいそうだ．アテロームによる内

JCOPY 498-32854

頸動脈狭窄の診断精度上昇のためには頸部血管雑音の聴診との組み合わせを推奨している．竹筒聴診器の使い所と言いたい．平安時代にタイムスリップする前には習得しておきたい診察スキルである．

空想への答え

　麻痺の時点で駆けつけ，検査方法がなく治療を行う手段があったとすれば，ビタミン B1 とブドウ糖を投与しつつまずバイタルを確認する．高血圧があり，数秒の間にみるみる症状が完成していて，心房細動や頸部血管雑音があったなら，血栓溶解療法を行うだろう．しかし 20 分くらいかけて進行して，頭痛・嘔吐の末，意識障害に至った経緯ならば，脳出血を考え，同じくタイムスリップしている脳外科医を呼ぶだろう．

文学鑑賞

景戒『日本霊異記』

　景戒という半僧半俗の知識人による日本最古の仏教説話集である．因果応報を説く説話であり，仮にでもここで医学的見地から分析するのはつまり，仏罰や功徳の存在を否定したいのか，あるいは疾患は仏罰なのかと疑問や嘲笑を禁じ得ない向きもあるだろう．でも，ここはそういった問いのための場ではない．信仰は人間集団に規律と安定をもたらす．疾患が天罰ではないことは言うまでもない．

　さて，『源氏物語』や『万葉集』でも同じく，印刷技術が発明されていなかった時代の書物が，1000 年を経て現代に受け継がれるということは，書き継いだ人が無数に存在するということだ．想像を絶する．手書きでの転写には，幾多の写し手の律儀さ，几帳面さに深い感慨を覚える．仏教説話という性質もありさぞや忠実に転写されたのだろう．

　『日本霊異記』には独自のものと中国説話のアレンジのものがあるらしいが，この霊異記からもいくつかの引用・翻案がある『今昔物語集』よりも文

体がリアルで，活き活きとした描写や個人的見解が示されている．まじりっけのない日々の記録や観察の正確な描写は，良いカルテの記載にも言えることである．たとえば，足底を擦って足趾の動く方向から錐体路に障害があるかどうかを可視化させることができる Babinski 徴候は，カルテにただ「陽性」と書くよりも「母趾伸展あり」，「母趾以外の足趾の開扇まであった」，「出る時と出ない時とがあった」と書くほうがカルテとしての価値が高いと，研修医時代に故・川井 充医師（国立病院機構東埼玉病院元院長）に習った．また，診断がたぶん Guillain-Barré 症候群だと思うから整合性を図りたいという理由で「腱反射消失」と書いてしまう「ことなかれ主義レジデント」がいるが，腱反射が保たれたり亢進したりする Guillain-Barré 症候群は軸索型で 20%，脱髄型で 5% 存在する[34]．**見たまま書く，見ていないことは見ていないと書くか，あえて書かない，これがカルテの原則である**．取り上げた一話は因果応報としては，原因と釣り合わないほど残酷な結末を迎えている．仲良しの偉い僧侶と楽しく囲碁をしている中，ノリでつい冗談を口走ったが最後，あっけなく死んでしまった．この説話には，因果応報としてつじつまを合わせる姿勢よりも，見聞きそのままを重視する姿勢を読み取ったので，ここに挙げた．当時のリアルが活写されているのではないだろうか．

参考文献
1) 景戒. 中田祝夫, 訳注. 日本霊異記（中）全訳中（講談社学術文庫）. 東京: 講談社; 1979.
2) 厚生労働省ホームページ. https://www.mhlw.go.jp
3) 岩井和郎, 前田伸司, 村瀬良朗. 結核菌と結核症の考古学―その発生から世界流行まで―. 結核. 2010; 80: 465-75.
4) Feigin V, Forouzanfar MH, Krishnamurthi R, et al. Global and regional burden of stroke during 1990-2010: findings from the Global Burden of disease study 2010. Lancet. 2014; 383: 245-55.
5) 日本脳卒中学会 脳卒中ガイドライン委員会, 編. 脳卒中治療ガイドライン 2015. 追補 2017 対応. 東京: 協和企画; 2017.
6) Caplon LR. Caplan's stroke: a clinical approach. 4th ed. Philadelphia: Saunders Elsevier Inc; 2009.（現在 5th ed. 2016 が発売されている．)

JCOPY 498-32854

7) 荒木信夫, 小林祥泰. 急性期脳卒中の実態 病型別・年代別頻度. In: 小林祥泰, 編. 大櫛陽一, 解析. 脳卒中データバンク 2015. 東京: 中山書店；2015.

8) 宮本常一. 塩の道（講談社学術文庫）. 東京: 講談社；1985.

9) Kaufman JS, Hall SA. The slavery hypertension hypothesis: dissemination and appeal of a modern race theory. Epidemiology. 2003; 14: 111-8.

10) e-stat 統計で見る日本. 政府統計の総合窓口. https://www.e-stat.go.jp

11) 立川昭二. 日本人の病歴（中公新書）. 東京: 中央公論社；1976.

12) ピーター・ミルワード. 松本たま, 訳. ザビエルの見た日本（講談社学術文庫）. 東京: 講談社；1998. p.57.

13) Muto M, Ezaki O. High dietary saturated fat is associated with a low risk of intracerebral hemorrhage and ischemic stroke in Japanese but not in non-Japanese: a review and meta-analysis of prospective cohort studies. J Atheroscler Thromb. 2018; 25: 375-92.

14) Kubota Y, Iso H, Sawada N, et al. Association of breakfast intake with incident stroke and coronary heart disease. The Japan Public Health Center-based Study. Stroke. 2016; 47: 477-81.

15) 鈴木達也. 喫煙伝来史の研究. 京都：思文閣出版；1999.

16) 石原道博, 編訳. 新訂 魏志倭人伝・後漢書倭伝 宋書倭国伝・隋書倭国伝. 中国正史日本伝（1）（岩波文庫）. 東京: 岩波書店; 1985.

17) Ariansen I, Reims HM, Giesdal K, et al. Impact of alcohol habits and smoking on the risk of new-onset atrial fibrillation in hypertensive patients with ECG left venricular hypertrophy: The LIFE study. Blood Press. 2012; 21: 6-11.

18) サッポロビール栃木県那須工場. 産業革命とビール. 那須森のビール園館内展示パネル.

19) Paffenbarger RS, Hyde RT, Wing AL, et al. Physical activity, all-cause mortality and longevity of college alumni. N Engl J Med. 1986; 314: 605-13.

20) Hakim AA, Petrovitch H, Burchfiel CM, et al. Effects of walking on mortality among nonsmoking retired men. N Engl J Med. 1998; 338: 94-9.

21) Kubota Y, Iso H, Yamagishi Y, et al. Daily total physical activity and incident stroke. The Japan Public Health Center-based prospective study. Stroke. 2017; 48: 1730-6.

22) Gorelick PB, Hier DB, Caplan LR, et al. Headache in acute cerebrovascular disease. Neurology. 1986; 36: 1145-50.

23) Ikeda M, Matsunaga T, Irabu N, et al. Using vital signs to diagnose impaired consciousness: cross sectional observational study. BMJ. 2002; 325: 800.

24) Geetadevi Y, Joshi R, Pai M, et al. Simple clinical predictors of brain lesions in patients with impaired consciousness: a cross sectional study from a rural, tertiary hospital in central India. Clin Neurol Neurosurg. 2005;108: 25-31.

25) 牧 純, 増野 仁, 郡司良夫, 他. 日本におけるマラリアの史的考究—特に 11 世紀の日本と現代におけるマラリア感染の対処法と治療薬—. 松山大学論集. 2012; 23: 242-56.

26) Nor MA, McAllister C, Louw SJ, et al. Agreement between ambulance paramedic- and physician-recorded neurological signs with Face Arm Speech Test (FAST) in acute stroke patients. Stroke. 2004; 35: 1355-9.
27) Goldstein LB, Simel DL. Is this patient having a stroke? JAMA. 2005; 293: 2391-402.
28) Runchey S, McGee S. Does this patient have a hemorrhagic stroke? Clinical findings distinguishing hemorrhagic stroke from ischemic stroke. JAMA. 2010; 303: 2280-6.
29) Yamashita S, Kimura K, Iguchi Y, et al. Ischemic from hemorrhagic stroke in emergency medical services. Eur Neurol. 2011; 65: 233-8.
30) Adams HP Jr, Bendixen BH, Kappelle LJ, et al. Classification of subtype of acute ischemic stroke. Definitions for use in a multicenter clinical trial. Stroke. 1993; 24: 35-41.
31) 東芝未来科学館ホームページ. 日本初のMRI装置. http://toshiba-mirai-kagakukan.jp/learn/history/ichigoki/1982mri/index_j.htm
32) Fisher CM. Lacunar strokes and infarcts: A review. Neurology. 1982; 32: 871-6.
33) Fisher CM. Facial pulses in internal carotid artery occlusion. Neurology. 1970; 20: 476-8.
34) Kuwabara S, Yuki N. Axonal Guillain-Barré syndrome: concepts and controversies. Lancet Neurol. 2013; 12: 1180-8.

JCOPY 498-32854

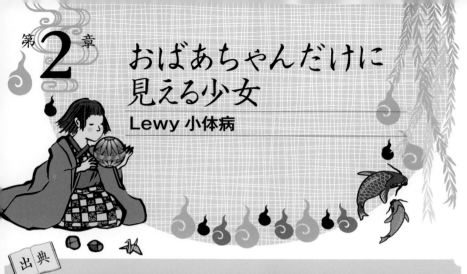

第2章 おばあちゃんだけに見える少女

Lewy 小体病

出典

佐々木喜善『奥州のザシキワラシの話』（1920 年，大正時代）

症例

（三六）遠野の新町に，太久田という宿屋があった．この家のおばあさんが，ある日二階に行くと，そんな客人もなかったのに，赤い友禅の衣物を着た十七,八の娘が，座敷の中を彼方此方と歩き廻っておるのを見た．これがこの家のザシキワラシだったということである．その後も折々家の人に見えたそうである．今から五十年ばかりも前のことらしい．この家今は跡形がなくなった．（遠野町松田亀太郎君話．他の多くの話と共に大正八年二月から四月の間に聞く）
（文献 1 より表記改変引用）

空想

病棟で患者さんから「近所の子が来ているから，お菓子でも出してあげてね」とお願いされてしまった．患者さんは Parkinson 病，治療開始 15 年目で，薬剤調整目的で入院加療中である．子供がいるという方を見て，幸福そうに微笑んでいる．恐怖や不快感におののく，せん妄とはだいぶ様子が違う．私には見えない，けれど患者さんには見えている子供とは，もしやあの，家に住み着いてもらえると富と幸福をもたらすというザシキワラシなのではないか．むしろザシキワラシ

ではないと，誰が言えるのか．でも，ザシキワラシの定義って，なんだ．

A1. 　江戸から明治期の座敷，つまり日中でも薄暗い場所で，色彩鮮やかで，動く人影が，見えている．見えているのに音はなく，コミュニケーションはとれない．恐怖心は生じていない．

A2. 　恐怖心を伴わず，幻聴や妄想を伴わず，幻視，それも丸やギザギザなどの要素性幻視ではなく具体的な物や人物などが見える複雑性幻視をきたす状態には，視力障害による幻視であるCharles Bonnet症候群，Lewy小体病（Parkinson病／認知症を伴うParkinson病／Lewy小体型認知症の総称），抗コリン薬や抗ヒスタミン薬など薬剤性幻覚，後頭葉の脳腫瘍，後頭葉などの脳卒中（特に発症早期）などが挙げられる．健常人でも生活に支障を来たさない低頻度の幻視は1-2割が経験する．

A3. 　視力低下の有無，振戦・無動・筋強剛などのパーキンソニズムや便秘・起立性低血圧・失神・排尿障害などの自律神経障害の有無，変動のある認知機能障害・傾眠の有無，内服薬剤，睡眠習慣，頭痛の有無，随伴するほかの神経徴候の有無について診察，確認が必要である．

現代例提示―Parkinson病に伴う幻視

　80歳代女性．
　初診時主訴：左手が震える，動かしづらい．
　現病歴：75歳で左手の震えを自覚した．徐々に手の動かしづらさや歩容の変化も伴うようになり，家族に連れられて受診された．Parkinson病と診断し治療を開始した．80歳頃より，家族に幻覚の人にお茶を出すように頼んだり，幻覚

に話しかけたりしているようなところも見られるようになった．家にあるミレー
の『落ち穂拾い』のカレンダーの絵の中で皆が忙しそうに働いている，とか，ぬ
いぐるみの口がもごもご動くからお腹をすかせているのかなと言う．患者さんは
不快感や恐怖を感じることはなく，不穏行動もなかった．「話しかけても向こう
はしゃべらない．だって，夢の話だから」と，外来では幻覚であることを理解し
ていた．

解説

　幻視や幻聴というと精神障害を想起されることが多いが，全生涯でのそうした
体験は健常成人で 10-20% が経験ありと回答する現象であり，必ずしも疾患と関
連があるわけではない[2,3]．若年者では比較的普遍的現象で，加齢とともに減っ
ていくともされるが，高齢者では感覚入力の低下や睡眠不足，孤独や死別など精
神・社会的ストレスが誘因になるとも考えられている[2]．幻覚には幻聴，幻視の
ほか，幻臭（タイヤの焦げた臭い，タバコの臭い等），幻触（舐められる，くす
ぐられる，虫が這う等），前庭性幻覚（浮かぶ，飛ぶ，体から抜け出る等）など
があり，軽い幻覚としての幻覚様症状 hallucinatory event には，実体的意識性
（人や動物の気配を感じる），通過幻覚 passing sensation（何かがさっと横切る
感じ）などがある[4]．
　視界を横切る一反木綿みたいなものをちょっと見かけちゃったくらいの体験で
は病院には来院しない．健常成人での上記の数字は大学生や地域の老人会コミュ
ニティーなどに参加を協力して得られた数字である．医者は民俗学者のようにフ
ィールドワークに出るわけではないので，病院に相談に来ない事柄については，
ついぞ知り得ないのである．病院に来るのはそのことで困った時だけ，もしくは
別の困ったことで来院した時にたまたま語られる話の中で出会うだけであり，今
現在とっても困っている人というバイアスのかかった人間だけに日々お会いして
いると心すべきである．なぜ病院に来たのかわからない人，困っていることを自
分からうまく説明できない人もいるが，何かに困っているからそこに来たことを
忘れてはならない．
　さてそういうわけで，医者が脳神経内科で出会う幻覚となると，健常人での経
験ではなく，Parkinson 病や，前兆のある片頭痛における閃輝暗点，あるいは「入

眠時幻覚」を合併しやすいナルコレプシーなどだろうか．精神科で出会う幻覚となると，また別であろう．眼科医は患者さんの経験する複雑性幻視について，どこまで傾聴しているだろうか．オーストラリアの研究では高度視覚障害者の17% に複雑性幻視すなわち Charles Bonnet 症候群があるという報告をしている[5]．

🌀 Lewy 小体病（Parkinson 病と Lewy 小体型認知症）の幻覚

Parkinson 病では，幻覚は最大で半数ほど[4]，Lewy 小体型認知症では 4 人に 3 人が幻視を，3 割ほどが誤認や妄想などを経験するとされている[6]．Parkinson 病は推計で現在の日本全体で 10 万人前後 / 人口 1 億人（100 人 /10 万人）とされ，特に 60 歳以上では 1000 人 /10 万人（100 人に 1 人）とされており，稀な疾患ではない[7]．Lewy 小体型認知症は 2012 年の認知症約 400 万人を根拠とした推計 700 万人（65 歳以上の 7 人に 1 人）の日本の認知症患者さんの中で[8]，以前は稀と考えられてきたが，最近では疾患が知られてきたことで診断が増えてきている．稀ではない疾患である Parkinson 病と Lewy 小体型認知症を合わせた「Lewy 小体病」には，幻視のほかにも様々な幻覚を伴うことが知られており，通過幻覚，実体的意識性，幻聴，幻臭，幻触，前庭性幻覚，などが経験される[4]．また，そうした幻覚の経験頻度も全生涯で数回というわけではなく，繰り返すことが特徴であり[9]，日々経験されている方が多い．Parkinson 病に特有の，まじめで正直な性格もあいまって，外来診療という短いコミュニケーションの中でも幻覚に関する事柄は秘密にされず，実直に披露される．ということはつまり，**繰り返し幻覚を経験するという病歴は，Lewy 小体病疑いの患者さんにおいて，診断的価値がある情報である**．Parkinson 病での幻覚は L-dopa やドパミンアゴニストなどの治療との関連が疑われることが多いが，L-dopa 登場以前から幻覚合併の報告があること[10]，抗 Parkinson 病薬を用いない Lewy 小体型認知症にもあることから[11]，Lewy 小体病そのものに幻覚を引き起こす病態生理が含まれると考えられている．錐体外路だけでなく視覚路など広い範囲の脳機能異常を示す所見であり，具現的な幻視は Lewy 小体型認知症の診断基準に入っている[11]．Lewy 小体型認知症では早期からも伴うので進行期の目安ではない[12]．

幻覚というと，怖いもの，不快なものがイメージされることが多いが，Lewy 小体病での幻覚の多くが恐怖感などの感情を伴わない感覚体験である．感情を惹

JCOPY 498-32854

起しない，開眼・覚醒時に周囲が薄暗い環境で現れ，数秒続き，動く具体的な幻視であること[13]，幻覚を自覚しているという特徴[14] は，視覚障害での幻視，つまり Charles Bonnet 症候群での幻視と似ている[15]．Charles Bonnet 症候群では，視覚性入力がないことの結果，後頭葉の一次および二次視覚野の血流低下があり，代わりにその周りの視覚連合野（下側頭回の特に紡錘状回）の活動が亢進することで「幻覚」となることがわかっている[15]．脳というのは常に活動しており，抑制が入ることで自由気ままな活動が抑えられているという側面もあり，感覚入力がなくなると，自由気ままな出力が発生してしまう．これは cortical release phenomenon という仮説で，視覚入力が欠如することで視覚野の内因性の活動への抑制が解かれ幻視につながるのではないか，とされている[16]．

　Charles Bonnet 症候群では角膜や網膜すなわち眼球や視神経の病気によって視覚入力がないことで後頭葉の視覚野の血流低下すなわち働きの低下があるが，Lewy 小体病では脳の病気，つまり眼球や視神経の障害ではなく中枢である視覚野そのものの変性によって，後頭葉の機能障害を来たす（図 2-1）．Lewy 小体型認知症の診断の補助には，脳血流シンチを用いて後頭葉の血流の低下を確かめることが挙げられている[11]．臨床上でも，Lewy 小体病の患者さんには，物が見え

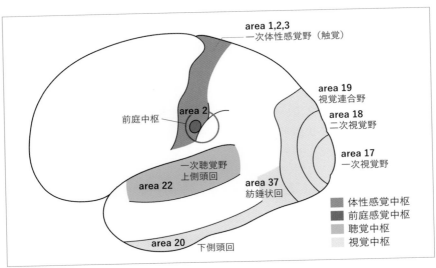

図 2-1 感覚中枢のシェーマ（文献 17, 18 を参考にして作成）
Area 番号は Broadmann の脳地図番号．なお，聴覚中枢のある上側頭回に第 2 の言語中枢
Wernicke 野がある．

づらいので白内障の手術を受けたが改善がないとおっしゃる方も多い．Lewy 小体型認知症の剖検例において，幻視のある群では有意に内側側頭葉に Lewy 小体の沈着などの病理変化があり，その周辺の下側頭回の活動が幻視に関与していることを示すのではないかとされている[12]．患者さんの脳機能研究でもこれは裏付けられており，一次視覚野の糖代謝が低下し，さらに幻視が見られた群では視覚連合野（下側頭回後部）の糖代謝が比較的亢進していることが脳機能研究で示されている[19]．一次視覚野の機能低下はその周辺の視覚連合野を抑制できず，視覚連合野に溜め込まれている映像が，放送終了後のテレビのように，意味や状況とは切り離されてイメージとして意識の高次野に上がってくる．ここに扁桃体などは関与しないので，好きも嫌いも良いも怖いもなく，いたって事務的に，映像が流れるのである．また，病気が網膜や視神経，あるいは一次視覚野など，視覚路に限られていれば，音声もない．これを逆手にして，幻視を消すことができる．幻視に対して，触ろうと手を伸ばしたり，幻視で見えている子供に話しかけると，触れないし聞こえない，ということに脳が気づいて，幻視は消える．コミュニケーションはとれないのである．

　Lewy 小体病での幻覚の特徴が，繰り返す，薄暗い環境つまり感覚情報入力が減った状況で現れやすい，感情を伴わない，幻覚であると自覚できる，アクションを起こすと消えるものだということはわかった．こういった特徴は，なんとなくザシキワラシに似ているなあというのは医療従事者の中でよく語られてきた．しかし我らの家の守り神，「ザシキワラシ」の定義はなんだろうか．子供の姿をした神様（妖怪ではナイよ），というのが共通認識だと思うのだが，実際のところどうなのか，医者としていいかげんな定義を述べるわけにはいかない．そこで明治から大正にかけて民俗学者，佐々木喜善氏によって蒐集されたザシキワラシの話を分析してみたことがある[21]．

「ザシキワラシ」と「Lewy 小体病の幻覚」の比較

　『奥州のザシキワラシの話』には，合計 78 話の小節に 105 例の「ザシキワラシ」の逸話が挙げられていた[1]．そのうち詳細が記述されているものが 61 例あり，ザシキワラシを経験した者が「祖母」や「爺様」，「家の人」など特定できるものは 52 例あった．そうした "出どころの明らかな" ザシキワラシのうち「子供，童子」は 24 例 46% で，残りの 28 例，半数はザシキワラシとは呼ぶもののなんと，

JCOPY 498-32854

子供以外であった．ザシキワラシの姿が見られたのは 34 例 65% で音声は 20 例 38%，気配のみが 3 例 5% であった．姿は子供が 26 例 76% で子供以外は 8 例 23% であった．子供の場合でも大きさが「3 寸」など現実の人間より小さいものが 2 例あった．音声では祭り囃子や足音などの音が累積 12 例 60% で呼び声や笑い声などの声は累積 8 例 40% であった．つまり，座敷や蔵などの薄暗い環境で経験される，子供に限らず何かしら動く人物や動物，正体不明の音や触覚を伴う存在，これがザシキワラシの定義と抽出された．恐怖心を伴ったと考えられたものは「200 年程前のこと，夜になると座敷の床の前から黒い半衣物を着て現れ出て，柄杓をもって水を下されという，怪物」と表現されている一件で，蒐集者である喜善は「半童形」であったということで迷いながらもザシキワラシと分類している．そういうわけで，概ね強い恐怖心を惹起しない存在であったにも関わらず，日常風景とは明確に区別していた様子が窺える．

　幻視が最多であるがほかの幻覚も出揃っている点など，Lewy 小体病での幻覚との類似点は多い．『奥州のザシキワラシの話』の巻末に柳田國男氏が寄せた付言に「佐々木君蒐集のものが，ずっと物語化した二人の娘の話などの外，予言はおろかろくに物もいわぬらしいのは，ザシキワラシ以上の不思議である」[22] と記載されている．ザシキワラシは神託を述べない．ザシキワラシとはコミュニケーションがとれない．つまり，作為的な幻聴を来たす統合失調症とは対照的である．古典を読んで，最も Lewy 小体病での幻覚を示唆するのではと驚愕した点は，この柳田の着眼点であった．

⑥ Parkinson 病の診断に必要なこと

　似ている似ている，と盛り上がっていても，診断の周辺を周回するだけで，いつまでも Parkinson 病や Lewy 小体型認知症の診断には至らない．明治から大正に蒐集されたザシキワラシ経験例をあえて診断するには，やはり民俗学の記載の事実だけでは不十分である．打腱器の一つでも持って，できれば嗅覚検査セットも持って，タイムマシンに乗り込んで，おばあさんを，いざ診察しにゆかん．

　Parkinson 病の治療を開始するまでに必要な診断方法には，脳卒中とは大きな違いがある．脳卒中では，出血と梗塞とを区別することが，どんなにすぐれた病歴聴取，身体診察をもってしても，CT に勝ることがないということが証明されていた．一方で，**Parkinson 病の診断には検査は必須ではない**．Parkinson 病の

診断における MIBG 心筋シンチでの心筋交感神経系のびまん性脱神経所見は本邦発の発見であり，International Parkinson and Movement Disorders Society（MDS）の Clinical diagnostic criteria for Parkinson's disease[23] の支持的基準にも採用されており，誇らしく，大学病院での日常診療で用いているわけだが，核医学検査を置いていない病院も多いし，タイムマシンに乗り切らないという理由で，本書では身体所見での診断に注目したい．MDS の診断基準は，本邦の診療ガイドライン[24] においても採用されており実践的である．この基準を用いると，典型的な病像を呈する患者さんでは，"clinically established Parkinson disease"「臨床的に確実な Parkinson 病」と身体所見のみでも診断できる．MIBG や MRI が置いていない病院でも，氷河時代にタイムスリップ中でも，Parkinson 病の診断は可能である．（ただし，**姿勢反射障害がある ＝Yahr 3 度以上の重症度の患者さんで指定難病申請を行う時には「CT，MRI で特異的異常がない」という項目を埋めるために画像検査が必要で，さらに「治療反応性がある」を証明するために L-dopa などを投与してみることが必要になる．念のため．**）

🐚 パーキンソニズムの定義

　総合内科のお医者さんならば，数年前からの振戦を主訴に来院した患者さんを脳神経内科に紹介して，「パーキンソニズムがないので Parkinson 病ではありません」という冷たい返事を受け取ることがあるだろう．指定難病の申請のための臨床調査個人票には静止時（安静時）振戦と歯車様筋強剛（固縮）の項目がある．振戦がある，ゆえにパーキンソニズムだと思う，だから Parkinson 病を疑って当然なので，脳神経内科に依頼した．なのに「パーキンソニズムがない」という返事とはどういうことだ．患者さんの手の震えはペンやカップを保持する時，つまり姿勢時振戦なんだが，関節を他動的に動かして診察するとガクガク感が伝わってくるので歯車様固縮があるなあと思って紹介したら，冷たい返事．何か見ているものが違うんだろうけど，そこが返事の手紙には説明されていないのでわからない，と思っている総合内科医は，MDS の診断基準の短い本文を実際に読むとよい．依頼書の返事より明瞭に，診断ストラテジーにたどり着ける．MDS の診断基準には「歯車現象はよくある．筋の緊張について診察していると，振戦を反映した動きを歯車様だと感じてしまうこともあるよ．」と書いてある[23]．この診断基準では筋強剛において，「鉛管様」がなくて「歯車様」だけの筋強剛は，筋

JCOPY 498-32854

表 2-1 各種診断基準での「パーキンソニズム」定義の比較

	指定難病診断基準	英国ブレインバンク基準	MDS 基準
必須項目	左右差のある静止時振戦	動作緩慢	動作緩慢
選択項目	歯車様筋強剛，動作緩慢，姿勢反射障害のうち 2 つ以上	筋強剛，静止時振戦，姿勢反射障害のうちどれか 1 つ	静止時振戦，筋強剛の少なくとも 1 つ

表の注釈：覚えようという表ではなく，いかに多様かという表である．念のため．

強剛ではないと考えるように，としている．

　パーキンソニズムには，筋強剛，静止時振戦，無動・動作緩慢，姿勢反射障害があるが，診断基準ごとに優先順位や組み合わせが異なっている（表 2-1）．「動作緩慢」一つにも定義があり「随意運動の始まりから速度の進行性減少と反復運動における振幅の低下」とされている[25]．MDS の診断基準においては，**パーキンソニズムの定義は「大前提として動作緩慢があること．それに加えて静止時振戦もしくは筋強剛があること」としている**[23]．**MDS の基準では，動作緩慢がなければ振戦，筋強剛はパーキンソニズムとしてカウントされない**，という優先順位がある．また，診察で歯車様筋強剛のようなガクガクした手応えを感じても，この基準では鉛管様の部分がなければパーキンソニズムではないし，振戦は振戦でも，静止時でなければパーキンソニズムではない．（ちなみにこれらは診断戦略としてのパーキンソニズムの定義の話であり，Parkinson 病においては姿勢時振戦も見られる．特に静止時にあって，姿勢保持直後には一度止まるがしばらくするとまた出てくるような re-emergent 型は比較的 Parkinson 病特有の振戦と考えられている．）

　パーキンソニズムが存在した上で，絶対的除外基準に該当せず，支持所見と相対的除外基準とのバランスで，診断は clinically established と clinically probable とに分けられる．明確に定義されたパーキンソニズムを中核的な基準にして，Parkinson 病ではない疾患を具体的に想定した絶対的除外基準と相対的除外基準とがある．具体的疾患名については MDS の短い診断基準には挙げられていないが，それはこの基準に至るまでの基準（英国ブレインバンク基準など）で，詳細に検討されているためである．すなわち具体的疾患とは，多系統萎縮症，進行性核上性麻痺，大脳基底核変性症，前頭側頭型認知症，Alzheimer 病，脳炎後錐体外路徴候，頭部外傷，脳卒中，脳腫瘍，薬剤誘発性，本態性振戦，その他の錐体外路を含む変性症などが含まれる．

第2章 ● おばあちゃんだけに見える少女―Lewy 小体病

この基準を用いると，臨床所見一つ一つが，Parkinson 病の支持所見であるのか，それとも除外所見であるのかがわかる．数年来，足元がおぼつかない患者さんが整形外科にかかり，整形外科から Parkinson 病でしょうと紹介されて来る時，あるいはテレビの Parkinson 病特集を見た親戚に車椅子で連れられたおじいちゃんが来る時，「いやー，この歩き方は Parkinson じゃあないんだけどな，明らかに全然違うんだけどな，すり足といってもなんつーか深部知覚障害で，Parkinson での歩き方は違うんだけどな」という印象面のことを語るよりも，ともかく，「**MDS の基準では，3 年以上経過しても下肢にのみ限局しているパーキンソニズムは，Parkinson 病の絶対的除外項目の一つである**」と説明したほうがクリアである．そのすり足の現象が厳密には何由来なのかはスクリーニング診断では置いておくことができる．MDS の臨床診断基準を参考にし，所見・薬物効

🖋 表 2-2 Parkinson 病診断における所見・薬効・検査の意義

	支持的基準	絶対的除外基準	相対的除外基準
臨床所見	・静止時振戦 ・嗅覚喪失・低下	・小脳症状あり ・下方核上性眼球運動障害あり ・5 年以内に前頭側頭型認知症，原発性進行性失語症へ進展 ・3 年以上下肢限局パーキンソニズム ・皮質性感覚障害，失行，失語あり	・5 年以内に車椅子となるほど急速進行性である ・5 年以内に重度の構音・嚥下障害あり ・吸気性呼吸障害あり ・重度の尿失禁・尿閉・起立性低血圧あり ・易転倒傾向あり ・首下がりあり ・睡眠障害や便秘，嗅覚障害や幻覚がない ・錐体路徴候がある ・左右対称性である
診断的治療	L-dopa で改善あり	L-dopa で改善なし	
検査項目	MIBG 心筋シンチで異常あり	DAT scan で異常なし	
診断における意義	Rule in のための項目	Rule out のための項目	

表の注釈：表 2-1 に挙げたパーキンソニズムを満たした患者において絶対的除外基準に抵触せず，少なくとも 2 つの支持的基準に合致し，相対的除外基準に抵触しない場合，臨床的に確実な Parkinson 病と診断される．支持的基準 4 つのうち 2 つは臨床所見であるので，臨床所見だけで診断できる．よく誤解されているが，DAT scan でドパミン系が低下していないことに診断的価値はあるが，低下していることに決定的な診断的価値はない．また L-dopa がまったく効かない場合，遺伝性 Parkinson 病など特殊な場合があるものの，通常の Parkinson 病としては絶対的除外基準に位置付けられている．

果・検査の意義づけを表 2-2 に挙げる.

　大正時代に時間留学に行った時など，検査に頼れず L-dopa の治療反応性にも頼れない場面での診断には，まず前述のパーキンソニズムの有無を確認する．次に他疾患を rule out する．絶対的除外基準である小脳症状，核上性眼球運動障害，発症 5 年以内の前頭側頭型認知症症状・原発性進行性失語症症状，3 年以上下肢だけに留まるパーキンソニズム，皮質性感覚障害や肢節運動失行やドパミン遮断作用のある薬剤（胃薬や抗うつ薬，大正時代ならお香や薬草，麦角アルカロイド含む）への曝露，これらがすべてないことを確認し，Parkinson 症候群としての多系統萎縮症や前頭側頭型認知症スペクトラム疾患や，Parkinson に一見似てしまう腰椎症による歩行障害を除外する．そして次に rule in のため，支持的基準のうち，画像にも L-dopa 反応性にも頼らない項目，つまり嗅覚低下と静止時振戦を確認し，この 2 つが合致し相対的除外基準がなければ，診察だけで「臨床的に確実な Parkinson 病」と診断できる．相対的除外基準には発症 5 年以内に歩行不能となる経過もしくは 5 年以上進行しない経過，5 年以内に球麻痺，吸気性喘鳴など呼吸障害を来したもの，5 年以内に起立性低血圧や尿失禁・尿閉があるもの，3 年以内に転倒があるもの，10 年以内に首下がりや関節拘縮を認めるもの，錐体路徴候を認めることなどが挙げられており，多系統萎縮症や前頭側頭型認知症スペクトラム疾患との鑑別がより意識されている．薬剤性パーキンソニズムなどでみられる左右対称のパーキンソニズムもまた相対的除外基準として明記されている．Parkinson 病では左右非対称性の緩徐な進行が一般的である．幻覚については，相対的除外基準でようやく出てくる．**発症から 5 年経過しても睡眠障害，便秘など自律神経障害，嗅覚障害，幻覚などの精神症状が見られない場合，Parkinson 病の相対的除外基準となる．**

🐚 Parkinson 病のリスク因子

　MDS の診断基準は運動症状を中心とした診断基準であり，非運動症状については Parkinson 病の前駆状態のリサーチクライテリアで説明されている[26]．Parkinson 病のリスクのマーカーとして，男性，農薬への定期的な曝露，有機溶剤への職業性曝露，カフェインを摂らない，喫煙をしたことがない，同胞に 50 歳以下での Parkinson 病発症がある，第一度近親者に Parkinson 病があるなどが挙げられている．Parkinson 病の前駆状態のマーカーとしては，レム睡眠行動異

常症，姿勢時振戦以外の軽微なパーキンソニズム，嗅覚障害，便秘，日中の過剰な眠気，失神などの症状を伴う低血圧，重度の勃起障害，排尿障害，抑うつ・不安が挙げられている．運動症状に加えて，これらの有無の問診と診察を行うとより正確である上，運動症状以上に，例えば便秘や排尿障害などは生活に支障を来たしている場合があるので，必ず問診する必要がある．幸か不幸か，多くの疾患でリスクファクターとなる喫煙歴が，Parkinson病では保護因子とされている．

　カフェイン，つまりコーヒーやお茶によって罹患の可能性を減らせる，という夢のような話に想起するのは『喫茶養生記』である[27]．『喫茶養生記』が禅僧・栄西によって書かれたのは1211年（鎌倉時代）だった．巻上の「茶の功能を明かす」の項で栄西が強調しているのは「小便は利に，睡は少くし」であり，カフェインの効果である利尿作用，覚醒作用をすでに明記している[27]．この800年前の観察は，留学していた宋で学んだことだと書かれている．神経症状について記載があるかどうか見てみると，巻下に「中風，手足の心に相従わざるの病」に，と書いてあったが，よく読むと下巻は桑の葉の効能について書いた巻だった．中風とは一般に脳梗塞のこととされているようだが，麻痺，しびれ，振戦，神経症状一般をさすだろうと思われる場合もある．栄西は慎重で，茶の効能はいろいろ言われているが具体的に書き記せるほどにはわかっていないことを述べ，「ねがわくは末代の良医，之をつまびらかにせよ．」と書いて巻上をしめくくっている．Parkinson病にとって喫茶は一つの保護因子になるかも，というところまで人類はやっと到達し，現代の医学は栄西の言葉に少しは応えることができているだろうか．

　さて，その他リスクに挙げられている農薬・有機溶媒はどうだろうか．Parkinson病のリスクかもしれないと挙げられている有機化合物の使用は，1962年に上梓されたレイチェル・カーソン　Carson R『沈黙の春』によって環境破壊の観点から注意が喚起されたことが有名である[28]．カーソンは環境破壊と同時に，農薬の人体への影響をも注意すべきと喚起しており，特に有機リン酸エステル系農薬による神経系統への蓄積や晩期の影響を懸念していた．『沈黙の春』は熱烈な支持がある一方で証拠がないとして長年批判にさらされてきた部分もあるようだが，50年以上経ち，医学的知見の集積が懸念を徐々に裏付けつつある．合成殺虫剤の広範な使用は第2次大戦後からとのことなので，大正時代の患者さんにはまだギリギリ影響はなく，その点のリスクは低いと言える．

JCOPY 498-32854

Lewy 小体型認知症の診断

　もう一つの Lewy 小体病である Lewy 小体型認知症は，近年では決して稀でない疾患である[6]．特異な臨床症状から診断がつくため，ご家族から Lewy 小体型認知症ではないかとして受診されることも増えている．Lewy 小体型認知症の臨床診断基準は簡潔であり，中核症状は，変動する認知機能，繰り返す具体的で詳細な幻視，パーキンソニズムの 3 つである．支持基準には繰り返す転倒，失神，一過性意識障害，向精神薬への過敏性（鎮静作用や錐体外路徴候などの副作用が出やすい），組織化された妄想，幻視以外の幻覚が挙げられている[11]．認知機能障害には必ずしも記憶障害を伴うわけではなく，時には注意障害や視空間認識障害だけの場合もあることが明記されている．除外には脳卒中や幻覚や意識障害，血圧の変動を来たす全身疾患の除外が挙げられている．よって，**Lewy 小体型認知症の診断には認知機能の評価，パーキンソニズムの有無，起立性低血圧の評価，失神・意識障害の既往があるかどうかの問診を要する**．

民俗学的考察の続き

　大正時代に時間留学してみると（きっと）気になることがまだいくつかある．民俗学者の佐々木喜善氏は，飢饉に長いこと苦しんだ東北地方において，嬰児の間引きがひろく行われており，その「霊魂は，睡眠病や首下がり病の，神となると信ぜられている」ことをザシキワラシの由来の一つではないかと挙げている[1]．ここで，奇しくも Parkinson 病診断基準に名前のある「首下がり」という単語が出てくることに驚愕した．喜善の言う「首下がり病」とは，現代の Parkinson 病や多系統萎縮症でみられるジストニア性の首下がりとは異なり，19 世紀末に東北地方に流行した風土病である．明治から大正時代当時，東京大学病院の三浦謹之助医師（Charcot JM の直弟子）らは東北地方に流行中だった「首下がり病」の現地調査を行い，スイスから報告のある Gerlier 病と一致すると結論を出している[29]．この Gerlier 病もまた現代には存在しないので詳細が不明だが，運動後，午後に増悪し，カビの繁茂する夏に流行することから Gerlier 自身は食物への真菌などの汚染による中毒では，などと考察している[29]．三浦が撮影した風土病の首下がりの写真は，首下がり，腰曲がりのほか，眼瞼下垂も伴っている[29]．現代の「首下がり」の鑑別は Parkinson 病や多系統萎縮症で見られ

る頸部のジストニアのように前に引っ張られることのほか，重症筋無力症，筋炎や筋萎縮性側索硬化症などによる頸部筋力低下の結果など，後ろに引き上げる力が弱ることでも見られる[30]．東北の流行病の「首下がり」は，運動や午後の増悪，眼瞼下垂などから，重症筋無力症などの神経筋接合部疾患に類似する，つまり首を後ろに引き上げる力の低下の結果のように思われる．しかし今でも，「首下がり」を呈する患者さんの診断は難しく，神経筋接合部疾患，筋炎から，Parkinson病やParkinson症候群まで多岐に鑑別を挙げて，一つ一つ診察や検査で除外しながら診断していくことの方が多い．つまり，「首下がり」というくくりだけでは，上記の神経疾患の混在集団が見出される．

東北の風土病の「首下がり病」の一部にParkinson病が含まれていたと仮定して，当時のザシキワラシの目撃者の一部に，Lewy小体病が含まれていたとして，子供の幻覚が見え首下がりを呈しているおばあさんがいたことで，こうした喜善の仮説につながったのかもしれない．……というのは実に証拠の弱い仮説である．また，喜善の言う，「睡眠病」とはなんであろうか．過剰な眠気はParkinson病にしばしばみられる．またParkinson病の前駆症状の一つとしても過剰な眠気は挙げられており[24,26]，初期から出現する．喜善の言う「睡眠病」とは「首下がり病」のように流行病だと仮定すると，嗜眠性脳炎の可能性はないか．嗜眠性脳炎は強毒性インフルエンザなど神経好性のあるウイルス感染に続発する疾患であり，有名なところではオリヴァー・サックス医師 Sacks Oの本に登場し，映画『レナードの朝（原題 Awakening）』になったレナード君がこの疾患であった[31]．初期に傾眠傾向を呈し，その後遅発性にパーキンソニズムを来たす疾患である．慢性期病棟に赴任したサックスは，子供の頃に罹患した嗜眠性脳炎後，「無動」の中に閉じ込められていたレナード君に対して，当時発売されたばかりだった薬，L-dopaを試みに処方し，見事レナード君を再びawakening（起こす）ことに成功した．

ほかにも「睡眠病」の候補にはREM睡眠行動異常症も挙げられる．REM睡眠行動異常症は，寝ているのに睡眠中の合理的生理現象である筋緊張低下・脱力が起こらず，夢を見ているそのまま体が動いてしまう疾患であり，こちらはそれ自体が独立した疾患であるが，続いてParkinson病を呈することもあり，Parkinson病の前駆状態にも位置付けられている[26]．睡眠障害とParkinson病・Parkinson類縁疾患は，様々な形で縁があり，喜善の言う「睡眠病」がいずれか

JCOPY 498-32854

を指している可能性もあるとも言える．しかしながら現在に残る民俗学と神経学の資料の間を埋める証拠はない．

　また，ザシキワラシはなにも東北地方に限った存在ではない．明治時代当時の柳田國男氏と喜善の調査によって，類似の現象は全国各地にあることが知られている．柳田はザシキワラシのようなものが紀州にも存在するとの情報を受け，南方熊楠氏にアンケート調査を送った．南方の回答は「なし」の一言であったという．しかし現地に飛ばないと本当のところはわからないと無念そうに記載している[22]．紀伊半島といえば江戸時代から「古座の足萎え」つまり「紀伊 ALS-Parkinson 認知症複合」の患者さんが存在したという記録が存在する地域である．

　こうして振り返ると，100 年前の喜善と柳田のザシキワラシに関する考察は，首下がりや睡眠病，紀伊半島などにおよび，鑑別に関しても Parkinson 病とその類縁疾患との重なりがあるように思うのは，うがった見方だろうか．ザシキワラシの伝承は，このように 21 世紀の既知の現象から説明づけられる部分を持つほどに，正確な記録である，ということが少なくとも言えるのではないだろうか．ザシキワラシ伝承のその正確な記録のすべてが現在の医学あるいは科学で説明できるわけではない．大きなファンタジーがいくつも残される．私が気に掛かるのは，大勢が同時に目撃したのに，現実ではなくて，ザシキワラシだと語られている話である．複数の人が同時に見る幻について，医学的な考察はまだ遠く及ばない．

空想への答え

　幻覚を経験することが多い Lewy 小体病は，体が動かしにくくなる，便秘，低血圧・失神など自律神経障害を来たす，嗅覚障害を来たす，さらにひどい眠気や，睡眠中に大声を出したり大冒険の夢の中での動作を行ってしまう REM 睡眠行動異常症などの睡眠障害を合併することのある疾患であることを学んだ．おばあさんへの Lewy 小体病の診断をつけるとすれば，検査は必須ではないが，問診による病歴と身体診察が必要である．Parkinson 病の診断がつき，運動症状に困っていたら，当時手に入る Parkinson 病の薬として，Charcot が自らに処方したとも言われる抗コリン作用のある植物アルカロイドの使用を考えてもいいかもしれない．しかし抗コリン作用のある薬草なら，ハシリドコロなど，幻覚がむしろ

悪化するかもしれないので慎重に[32]．Lewy小体型認知症ならば，血圧や意識の変動に気をつけて経過をみていくことになる．

| 文学鑑賞 |

佐々木喜善『奥州のザシキワラシの話』

　佐々木喜善は遠野に生まれて育ての父の溺愛のもと，文学に深く傾倒しながらも，義父の期待に応えて，一度は医者を志した．岩手医学校（現在の岩手医科大学）に入学したが，夜遅くまで最新の文学を読み漁り，朝起きられないために2年で自主的に休学し，以後医学部には戻らなかった[33]．……オタク領域に造詣が深く，朝の講義に出られない同級生，医学生あるあるである．現代の単科私大だったなら，基礎の教授がトーストと目玉焼きを持って朝からピンポーンと訪ねたり，あの手この手で救いの手が差し出され，そして改心し，ことなきを得たかもしれない．しかし明治時代の一人の医学生はドロップアウトし，医者にはならなかった．泉鏡花への憧れから佐々木鏡石と名乗り，泉鏡花的な耽美で幻想的な伝承が地元に多く伝わることを誇りに思い，集めて柳田國男に語ったことが，民俗学の端緒となった『遠野物語』（初版1910年，私家版）に結実する．柳田の「脚色を加えず，聞いたままを記録せよ」という言葉を忠実に守り，彼自身多くの民話を収集し，その現象の学問的意義は後世の分析に任せる，と書き残した．……受け取った．医学生・医者として最も大事な，**見たまま聞いたままそのままを記録する**，という手法で，こんなところにつないでいる．喜善，あなたはホントのりっぱな医学生だったと思うよ．

参考文献
1)　佐々木喜善. 奥州のザシキワラシの話. In: 遠野のザシキワラシとオシラサマ（中公文庫）. 東京: 中央公論新社; 2007.
2)　Soulas T, de Langavant LC, Monod V, et al. The prevalence and characteristics of hallucinations, delusions and minor phenomena in a non-de-

JCOPY 498-32854

mented population sample aged 60 years and over. Int J Geriatr Psychiatry. 2016; 31: 1322-8.

3) Badcock JC, Dehon H, Larøi F. Hallucinations in healthy older adults: An overview of the literature and perspectives for future research. Front Psychol. 2017; 8: 1134.

4) Frei K, Truong DD. Hallucinations and the spectrum of psychosis in Parkinson's disease. J Neurol Sci. 2017; 374: 56-62.

5) Vukicevic M, Fitzmaurice K. Butterflies and black lacy patterns: the prevalence and characteristics of Charles Bonnet hallucinations in an Australian population. Clin Exp Ophthal. 2008; 36: 659-65.

6) Nagahama Y, Okina T, Suzuki N, et al. Neural correlates of psychotic symptoms in dementia with Lewy bodies. Brain. 2010; 133: 557-67.

7) 難病情報センターホームページ. www. nanbyou. or. jp

8) 内閣府ホームページ. 平成29年度版高齢社会白書（全体版）. 第1章高齢化の状況（第2節3）. www8.cao.go.jp

9) Barnes J, David AS. Visual hallucinations in Parkinson's disease: a review and phenomenological survey. J Neurol Neurosurg Psychiatry. 2001; 70: 727-33.

10) Fénelon G, Goetz CG, Karenberg A. Hallucinations in Parkinson disease in the prelevodopa era. Neurology. 2006; 66: 93-8.

11) McKeith IG, Galasko D, Kosaka K, et al. Consensus guidelines for the clinical and pathologic diagnosis of dementia with Lewy bodies (DLB): Report of the consortium on DLB international workshop. Neurology. 1996; 47: 1113-24.

12) Harding AJ, Broe GA, Halliday GM. Visual hallucinations in Lewy body disease relate to Lewy bodies in the temporal lobe. Brain. 2002; 125: 391-403.

13) Holroyd S, Currie L, Wooten GF. Prospective study of hallucinations and delusions in Parkinson's disease. J Neurol Neurosurg Psychiatry. 2001; 70: 734-8.

14) Fénelon G, Mahieux F, Huon R, et al. Hallucinations in Parkinson's disease. Prevalence, phenomenology and risk factors. Brain. 2000; 123: 733-45.

15) Manford M, Anderman F. Neuroimaging studies in patients with Charles Bonnet syndrome. Brain. 1998; 121: 1819-40.

16) Kazui H, Ishii R, Yoshida T, et al. Neuroimaging studies in patients with Charles Bonnet syndrome. Psychogeriatrics. 2009; 9: 77-84.

17) 後藤文男, 天野隆弘. 臨床のための神経機能解剖学. 東京: 中外医学社; 1992.

18) 平山和美, 編. 高次脳機能障害の理解と診察. 東京: 中外医学社; 2017.

19) ffytche DH, Howard RJ, Brammer MJ, et al. The anatomy of conscious vision: an fMRI study of visual hallucinations. Nat Neurosci. 1998; 1: 738-42.

20) Yamamoto R, Iseki E, Murayama N, et al. Investigation of Lewy pathology in the visual pathway of brains of dementia with Lewy bodies. J Neurol

Sci. 2006; 246: 95-101.

21) 駒ヶ嶺朋子, 国分則人, 平田幸一. Lewy 小体病における幻覚とザシキワラシとの類似点—民俗学史料への病跡学的分析の試み—. 神経内科. 2016; 84: 513-9.

22) 柳田国男. 小松和彦, 校注. ザシキワラシ（一）. In: 新訂 妖怪談義（角川ソフィア文庫）. 東京: 角川学芸出版; 2013. p.140.

23) Postuma RB, Berg D, Stern M, et al. MDS clinical diagnostic criteria for Parkinson's disease. Mov Disord. 2015; 30: 1591-9.

24) 日本神経学会, 監修. パーキンソン病診療ガイドライン 2018. 東京: 医学書院; 2018.

25) Hughes AJ, Daniel SE, Kilford L, et al. Accuracy of clinical diagnosis of idiopathic Parkinson's disease: a clinic-pathological study of 100 cases. J Neurol Neurosurg Psychiatry. 1992; 55: 181-4.

26) Berg D, Postuma RB, Adler CH, et al. MDS research criteria for prodromal Parkinson's disease. Mov Disord. 2015; 30: 1600-9.

27) 古田紹欽, 全訳注. 栄西 喫茶養生記（講談社学術文庫）. 東京: 講談社; 2000.

28) レイチェル・カーソン. 青樹簗一, 訳. 沈黙の春（新潮文庫）. 東京: 新潮社; 1974.

29) 高橋 昭. 首下がり. 神経内科. 1999; 51: 1-12.

30) Fujimoto K. Dropped head in Parkinson's disease. J Neurol. 2006; 253 Suppl 7: VII/21-6.

31) オリヴァー・サックス. 春日井晶子, 訳. レナードの朝（ハヤカワ・ノンフィクション文庫）. 東京: 早川書房; 2015.

32) 森 昭彦. うまい雑草、ヤバイ野草—日本人が食べてきた薬草・山菜・猛毒草（サイエンス・アイ新書）. 東京: SB クリエイティブ; 2011.

33) 山野田理夫. 柳田国男の光と影—佐々木喜善物語. 東京: 農山漁村文化協会; 1977.

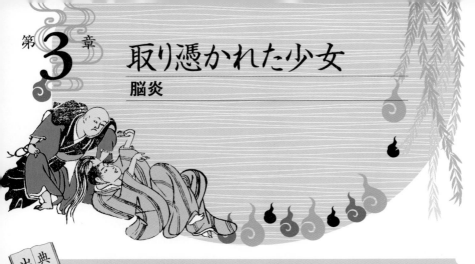

第3章 取り憑かれた少女

脳炎

出典　伝・残寿『死霊解脱物語聞書』（江戸時代前期，元禄〜正徳年間，17世紀末から 18 世紀初頭）

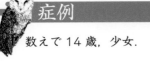

症例

数えで 14 歳，少女.

現病歴・経過

　寛文 12 年（1672 年）1 月 4 日，ひどい体調不良を呈した．1 月 23 日，突然床に突っ伏し，口から泡を噴き，意識を失った．呼びかけに起き上がり，表情険しく，自分は醜く体が不自由であったために父に殺された先妻の「累」（かさね）であると言い「おのれ我に近付け．嚙み殺さんぞ」など父親に言い続けた．家人は逃げ出し，名主・年寄が駆けつけた時には，泡を噴きのたうち回っていた．その後会話が可能となり名主・年寄も怨霊「累」と認定し祈禱師を雇い各種のお経を唱えさせたが，無効であった．念仏講を開いて弔うことを約束し，法蔵寺住職の読経により，少女は意識を取り戻した．

　その後 3 ヶ月間，ほとんど湯水しかとらずに過ごし，発作間欠期にも「うづくまり，呆然たる呈」で，歩行がおぼつかなくなり杖を要するなど，病状は継続していた．この一件は，累が少女の父に殺されたことを知りながら見過ごした村人たちの罪に対し，村人みなに反省を促すきっかけとなった．大きな発作は全部

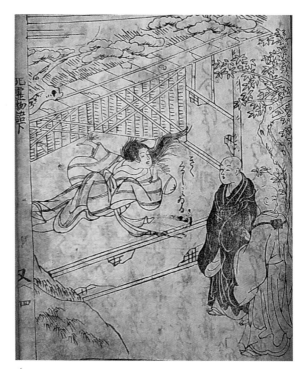

🔔 図 3-1『死霊解脱物語聞書』挿絵

新版死霊解脱物語聞書（絵入）. 正徳二年発刊, 山形屋吉兵衛開,
川村源左衛門板（駒ヶ嶺朋子個人蔵）

で４度あり，怨霊「累」の憑依によって，「泡噴き出し，目を見張り，手足をも
がき，五体を責め，悶絶顛倒のさまは，すさまじかりける次第」であった．発作
になると，累が「胸に乗りかかって，我が面を眺め居」て「水と沙をくれて息を
継がせ申さん」といった状態であった．周囲の村から多くの人が集まる中，地域
で信頼の篤い僧侶である祐天が呼ばれた（図 3-1）．各種お経を唱えるも無効だ
ったが諦めず，自らの命をかけて取り組むことを宣言し，少女に念仏を唱えさせ
ると，累は胸から降り，さらに念仏を唱えさせると体から離れ，さらに念仏を唱
えさせると窓から出ていった，と少女が語った．

　最終となる４月 19 日からの発作では「宙にも見上げててんどうし，五体も赤
くねつなふして，眼の玉も抜け出し」，少女を診た医者は「脈の正体なく候へば，
なかなか叶い申さず」と匙を投げた．祐天が駆けつけると，少女は「床より１尺

JCOPY 498-32854

あまり浮き上がり」「宙にて五体をもむ」有り様だった．声かけに反応しない少女の髪の毛をつかみ顔を床に押しつけ，先日去った累がもう一度本当に取り憑くものか，一体何者が取り憑いているのかと祐天が問い詰めた．すると累は成仏し，いま取り憑いているのは「助」であると名乗った．村人によって，助とは，累の母が累の父に嫁ぐ前に生まれ，累の父との再婚後，体が不自由な連れ子であることを理由に疎まれ，母によって川に沈められて殺された子供であることが判明した．祐天は涙を流して悲しみ，「助」に戒名を授け，念仏にて成仏させた．その姿に村人たちも深く感銘を覚え，ともに泣いた．祐天は医者に「益気湯」を処方させ，その後少女は徐々に快方に向かった．この4月の発作を最後に憑き物発作は起こらなかった．少女は祐天の勧めで在家のまま信心に努め，婿との間に子宝にも恵まれ，敬虔な人生を全うした．

（文献1の地文から「　」内に表記改変引用し，現代語訳から要約した）

空想

「床より1尺あまり浮き上がり」「宙にて五体をもむ」有り様には，医者として見覚えがある．近年，幻覚・妄想で始まり，反復性の後弓反張などの異常運動のほか中枢性低換気など生命に危機が及ぶ激烈な神経症状を呈しながらも，後遺症を残さず回復し，社会復帰ができる代表疾患として抗 NMDA 受容体脳炎が知られるようになった．疾患概念を確立した Dalmau 医師は，映画『エクソシスト』のモデルとなった少年例が抗 NMDA 受容体脳炎だったのではないかという Annals of Neurology へのレターに，そうかもねと返信している[2]．これを受けて，日本の狐憑きなどの憑き物記録にもまた抗 NMDA 受容体脳炎が含まれるのではないかという指摘がある[3]．詳細な経過を追えるこの少女を抗 NMDA 受容体脳炎だったと，診断することはできるだろうか．

Q1.抽出される経過・所見を述べよ．
Q2.考えられる疾患を挙げよ．
Q3.診断に必要な追加情報・身体所見を述べよ．

A1. 体調を崩したという前駆症状から 2 週間ほどで，突然に痙攣発作をきたし，痙攣後の意識障害から覚めたのち，統合失調症のような「憑き物」妄想が出現している．典型的な統合失調症とは異なり幻聴だけではなく地獄極楽を見るといった幻視もある．痙攣と憑き物妄想が 2-3 日間重積する発作が 4 度あり，明らかな痙攣のほかに意識がありながら飛び上がるような異常運動（反復後弓反張）や息ができないなどの換気障害，声かけに反応できない無言症，視床下部機能障害を示唆する食思不振，歩行障害を示唆する杖使用がある．発熱の記載もある．「脈の正体なく」というのは匙を投げようとする医者の言い逃れかもしれないが，字面のままなら自律神経障害による血圧の変動や徐脈だろうか．全経過は 3 ヶ月半ほどであった．その後再燃なく，回復している．

A2. 広義で急性に幻覚・妄想を来たしたと捉える，つまり acute psychosis（急性精神病）を来たす疾患の鑑別とすると，統合失調症や双極性障害，抗コリン薬など薬物の作用，アルコールなどの薬物離脱症候群が挙げられる．また，抗 NMDA 受容体脳炎，辺縁系脳炎，橋本脳症など自己免疫疾患，ヘルペス脳炎などの感染性脳炎，低血糖発作，脳腫瘍・脳膿瘍，てんかんなど，免疫学的治療以外にそれぞれ緊急で治療を要する疾患がある．肝性脳症や尿毒症など全身疾患によるものもある．遺伝性疾患でも急性精神病として初発する場合があることは知られており，成人発症 II 型シトルリン血症（CTNL2），Niemann-Pick 病 C 型や急性間欠性ポルフィリン症などが挙げられる．破瓜型統合失調症と最初に診断される Wilson 病もある．出会ったことはないが毒キノコや山菜の誤摂取による精神症状も鑑別に挙がるだろう．

A3. 急性の精神症状という前情報でも，内科医の前に患者さんが現れたならば，その他の身体所見および神経徴候がないかどうか，診断のヒントになるので必ず確認する（黄疸，浮腫，皮疹がないか，甲状腺腫大はないか，麻痺や失調，ジストニアなどの巣症状が随伴していないかどうか）．意識障害に準じて，気道・呼吸・その他バイタルの確認確保，ビタミン B1 と糖の投与を同時に行いながら処置による改善の有無をチェックする．同時に項部硬直などの髄膜刺激徴候の有無で脳炎の存在を探し，薬物や危険な食物曝露歴を聴取したい．
　抗 NMDA 受容体脳炎に関しては，2016 年に発表された臨床診断基準[4]では，

「clinically probable　ほぼ確実な臨床診断」として，急性発症の特有の精神神経症状の組み合わせに加えて成熟奇形腫の合併を認めることで可能であり，腹部腫瘤触知の有無もまた確認したい．

現代例提示— 抗NMDA受容体脳炎

20歳代女性．

主訴：（家族から）お告げがどうとか突然言い始め，話が通じない．

病歴： 3年前に右卵巣嚢腫の嚢腫核出術を受けている．数日前から頭痛と発熱があり，仕事を休んでいた．これまで宗教やオカルトに興味があったことはなかったが，ある日突然，離れて暮らしている母に電話をし，神のお告げがあったことをまくしたてるように話した．翌日一人暮らしの自宅を訪ねると，空中に向かって会話し，ひどく怯え，自宅から飛び出し冬の川に入って行こうとした．なんとか実家に連れ帰ったが，寒さのためか全身の震えが止まらず，右手をひねった形のまま動かさないことにも気づかれ，救急外来を受診した．外来では医者を魔物の化身と言って罵るなどしていたが，そのうち全身の強直間代痙攣に続き意識障害を来たし，入院となった．髄液検査では軽度の細胞数・タンパク質の上昇を認め，抗ウイルス治療から開始した．入院後気管挿管，人工呼吸器管理とし，鎮静量の抗痙攣薬を投与したが，バイトブロックを噛みちぎってしまうほどの口舌ジスキネジアや，盆踊りのような1セットの動きを繰り返す奇妙な異常四肢運動が出現し，臨床像から抗NMDA受容体脳炎を疑った．抗体検索ならびに婦人科での精査，免疫グロブリン大量静注療法を開始した．左卵巣に新規の嚢腫を認め，最大径7cmほどの成熟奇形腫を切除した．術後2日目から口舌ジスキネジアや四肢の異常運動は完全に消失し，3日目に抜管，覚醒後にはお告げの話は出ず，頭痛・発熱で仕事を休んだ前後から手術後までの記憶はないままであったが，その後後遺症なく回復した．治療開始前の血清でのNMDA受容体抗体は陽性であった．5年後の現在，仕事に育児に忙しい日々を過ごしている．

解説

幻覚・妄想に続いて意識障害，痙攣，後弓反張をきたしたのち，息ができない

（中枢性低換気）時期を越え，完全回復したという症状の順番，組み合わせを総合すると，比較的，典型的な抗 NMDA 受容体脳炎に見える．『死霊解脱物語聞書』には事件があった 18 年後，少女・菊が 31 歳二児の母として幸せに暮らしているところまで記載しており，症例報告的な言い回しで言うならばさしずめ「長期経過をたどりえた一例」である．

急性精神病について

　急性精神病として発症することがあり，特異的な治療法の存在する代表的な内科疾患について，表 3-1 に鑑別点とともに挙げる[5-9]．始まりは精神症状で似ていても，好発年齢，前駆症状，随伴症状や転帰，治療はそれぞれ異なる．治療が

表 3-1 急性精神症状を来たす内科疾患の鑑別

疾患	初発症状の好発年齢	前駆症状・トリガー	診断補助	治療	転帰
ヘルペス脳炎	-20 歳，50 歳 -	頭痛発熱	HSV PCR	抗ウイルス薬	8 割以上に後遺症が残る
抗 NMDA 受容体脳炎	20-40 歳代	感冒様症状	特有の病期性進展，奇形腫	免疫学的治療，奇形腫切除	8 割以上が後遺症なく社会復帰できる
橋本脳症	45-55 歳	他の自己免疫疾患合併あり	抗甲状腺抗体陽性	免疫学的治療	治療反応性良好
てんかん	-20 歳，40 歳 -	睡眠不足，気圧の変化など	脳波	抗てんかん薬	良好
低血糖発作	全年齢	薬剤性，基礎疾患	血糖測定	糖の投与	早期治療なら良好
成人型シトルリン血症	20-50 歳代	膵炎の既往，炭水化物・酒の摂取	偏食歴（豆），やせ型，血中アンモニア	肝移植	脳症に対して未治療なら予後不良
Niemann-Pick 病 C 型	10 歳代 -	乳児期一過性肝障害，向精神薬使用での神経脱落症状顕在化	核上性眼球運動障害	酵素補充療法	未治療なら生命予後不良
Wilson 病	-50 歳代	若年期軽度発達障害様症状，向精神薬使用での神経脱落症状顕在化	肝障害，錐体外路兆候	キレート剤	治療反応性良好

JCOPY 498-32854

遅れることで致死的経過をたどる疾患は決して見逃してはならない．その代表疾患はヘルペス脳炎である．現在の先進国においてもなお，抗ウイルス薬投与を行わなければ死亡率は 70%，抗ウイルス薬投与を行っても 10-25% とされている[5]．また，ウイルス治療を行っても日常生活がどうにか送れるまでの回復を認めるのは半数前後とされている[5]．意識障害と頭痛・発熱，巣症状がある段階で忘れず疑い，治療を開始し，疑った時点で高い致死率およびほぼ必発と考えられる後遺症について最初に家族に説明する必要がある．

その他，適切な治療がなければ致死的経過をとる疾患の検索には，意識障害の鑑別と同じく，気道・呼吸・循環の障害の有無，低血糖発作やビタミン欠乏などの代謝異常，電解質異常，肝性脳症や尿毒症など全身疾患によるものがないか，抗コリン薬など薬剤性，アルコールなどの薬物離脱症候群，てんかんなどを考え，除外や診断的治療を同時に行う必要がある．バイタルや血糖など即座に生命を脅かす点について安定が確認されたならば，次に脳腫瘍・脳膿瘍など画像で診断できるものに関して画像検査を行い（いまは江戸時代に時間留学中なのでこれはできないけれども），その後，感染性脳炎と，抗 NMDA 受容体脳炎，辺縁系脳炎，橋本脳症，傍腫瘍性神経症候群など自己免疫疾患とを鑑別するための髄液検査などそれぞれ緊急で行いながら特異的治療を開始していく．そういった枠に収まりきらない非典型的な経過の中から，急性精神病として初発する遺伝性疾患を考えていく．

症状が変動性で脳波は三相波，血液検査に高アンモニア血症があり飲酒が嫌い，豆をこよなく愛す，そんな成人発症 II 型シトルリン血症（CTNL2）や[6]，急性精神病に対して抗精神病薬を使用することでジストニアや失調が顕在化し，よくみてみると核上性眼球運動障害があるじゃないかの Niemann-Pick 病 C 型にも[7]，特異的治療があり，見逃したくない．肝障害の顕在化を経ないで急性精神病で発症する Wilson 病は全 Wilson 病の 10% 以下と少ないが，やはり特異的治療があり，念頭に置きたい[8, 9]．悪魔憑き妄想で発症し当初統合失調症と診断され抗精神病薬開始後に錐体外路徴候が目立ったために Wilson 病に気づかれ，キレート治療開始後に社会復帰したという報告もある[10]．もちろん統合失調症や双極性障害も急性精神病を来たし，かつ適切な治療をもってすれば，社会復帰できる疾患であり，ためらわず精神科に治療をお願いしたい．

第3章 ● 取り憑かれた少女—脳炎

神経細胞表面抗体症候群について

　近年，抗 NMDA 受容体脳炎のほかにも，中枢神経細胞の表面，つまり受容体等への抗体によって特有の症状が引き起こされる病因抗体が多数報告されてきた[11]．表3-2に抗体の標的となる神経細胞表面分子と症候を挙げる．T 細胞などの神経細胞への浸潤と異なり，細胞自体の破壊ではなく，抗体による受容体等の機能障害であるため，これらの疾患では，早期に抗体が取り除かれれば，回復が期待できる．初めて抗 NMDA 受容体脳炎を担当する医者は，『死霊解脱物語聞書』に登場するナヨナヨした医者と同じく，激烈な症状経過にオロオロし，回復に対して半信半疑であるのだが，その後の劇的な回復に，驚嘆と畏敬の念を持つ．今のところ，神経細胞表面抗体症候群は抗 NMDA 受容体脳炎，LGI-1 抗体脳炎以外は稀とされているようだが，それぞれ特徴的な症候を呈し，症候を知っているかどうかで診断できるかどうかが決まるため，念頭に置いておきたい．

🔖 表 3-2 抗体の標的となる神経細胞表面分子と標的分子ごとの症候の違い

抗体の標的である神経細胞表面抗原	症候	合併腫瘍
NMDA 受容体	精神症状，不随意運動，呼吸障害，健忘	卵巣成熟奇形腫
LGI-1	辺縁系脳炎（不眠，ミオクロニー様痙攣，記憶障害，てんかん）	腫瘍稀
CASPR2	Morvan 症候群（不眠，自律神経障害，ニューロミオトニア）	胸腺腫
AMPA 受容体	精神症状，辺縁系脳炎	肺・乳癌，胸腺腫
GABAB 受容体	痙攣	肺小細胞癌
Gly 受容体	ミオクローヌス	胸腺腫
VGCC	小脳失調，LEMS	肺小細胞癌

抗 NMDA 受容体脳炎診断基準

　抗 NMDA 受容体脳炎は，風邪や頭痛のような前駆症状に続いて急性発症の精神症状を来たし，中枢性低換気を続発し，卵巣奇形腫を伴う症候群として 2005 年に報告された[12]．痙攣のほか，顔面・口部のジスキネジアや，身体を何度も弓なりに反らせる運動，四肢を踊るように動かす奇妙な反復運動を呈すること，

極期には気管挿管を要するほど重篤であるにも関わらず，時期を過ぎれば後遺症を残さずに完全回復することが特異な経過として明記された．2007年に，患者由来の卵巣奇形腫に神経組織が確認され，患者血清に奇形腫とマウスの海馬細胞の両方に反応性を示す抗体を認め，神経細胞表面のNMDA受容体に対する抗体が病因であることが証明され，抗NMDA受容体脳炎の疾患概念が確立した[13]．

2016年に提案された抗NMDA受容体脳炎の臨床診断基準では，極期まで3ヶ月以内の急速な経過をとること，6つの特徴的臨床経過のうち少なくとも4つを満たし，髄液検査と脳波で異常を認めること，もしくは6症候のうち3つを満たし奇形腫を認めること，もしくは1症候でも血清学的に抗NMDA受容体抗体を証明することで臨床診断としている[4]．

2007年の疾患概念確立以後，抗NMDA受容体脳炎の報告が増加するにつれ，奇形腫などの腫瘍合併例の頻度は半数以下（38%）まで下がり，女性だけではなく小児や男性にも起こることがわかり，12歳以下の子供や男性例では腫瘍合併頻度はさらに6%と低い[14]．症状に関しても非典型例への関心，すなわち，統合失調症様症状のみを呈する群がどれだけ存在するのかについて，精神科からの関心は高い．初回の急性精神病エピソードもしくは統合失調症や統合失調症様症状と診断され，かつ抗NMDA受容体抗体が測定された研究のメタ解析では，7つの報告，1441人のうち，コントロールと比べ有意差の出たIgGサブクラスの抗NMDA受容体抗体陽性例は21例，1.46%であり，陽性例は存在するが少数であると結論付けている[15]．一方その後日本から，統合失調症様症状で初回入院した群の6%で抗NMDA受容体抗体が陽性だったとの報告も出た[16]．急性精神病のほか非てんかん性心因性痙攣と当初診断されていた例なども報告されており[17]，非典型例かつ腫瘍非合併例での抗体陽性率は今後の症例の集積が待たれる．しかし，統合失調症も非てんかん性心因性痙攣も頻度が高い疾患であり，なおかつ一つの要因に帰結できない「症候群」であることや，精神科的治療によって社会復帰が望める疾患であり，闇雲に免疫学的背景を想定し代わりに精神学的治療を忌避すれば却って社会復帰が遠のく危険性がある．表3-1に挙げた疾患群に関してもそれぞれ実に様々な個別の治療を必要とする．奇形腫の確認もしくは抗体検査をせずに抗NMDA受容体脳炎であると診断を行うことは決して推奨されないことが診断基準に明記されている[4]．よって，死霊解脱物語の後方視的診断は，極めて疑わしいながらも奇形腫が確認できないため，抗NMDA受容体脳

炎との確定には至らないと診断される[18].

🐌 じゃあ映画『エクソシスト』のモデルは？

　起源不明の全般性徐波異常を伴う急性脳症[19]として激しい神経症状を呈しながら完全回復する小児例は，1990年代には，報告者の名前からSébire症候群と呼ばれていた．そのSébire医師が2010年になり，Annals of Neurology誌に，あれは抗NMDA受容体脳炎だった，そしてすべての始まりは，1949年のSt. Louisの少年例，つまり映画『エクソシスト』（*The Exorcist*. Friedkin W監督, Warner Bros. Entertainment, Inc. 1973）のモデルとなった少年例だったのではないかとレターにて報告した[2]．このレターに対し，Dalmau医師らは，「起源不明の全般性徐波異常を伴う急性脳症」のほか，「後天性可逆性自閉症症候群」[20]，「小児ジスキネジア性嗜眠性脳炎」[21]，「若年性非ヘルペス性急性脳炎」，「感染後自己免疫性脳炎」（感染後の舞踏病や汚言症などを来たす症候群），急性精神病，統合失調症，薬物乱用，そして「悪魔憑き」と呼ばれていた一群にも抗NMDA受容体脳炎が含まれていた，映画『エクソシスト』のような症例は存在すると返答した[2, 22]．

　『エクソシスト』といえば，悪魔に取り憑かれた少女がブリッジの姿勢で階段を降りる姿があまりにも有名で，私も小学生の時，姉がブリッジして歩いてみせるととにかく怖くて仕方がなかった．抗NMDA受容体脳炎には，後弓半張姿勢という比較的特徴的だと思われる所見がある．江戸時代の少女の「床より1尺あまり浮き上がり，宙にて五体をもむ有り様」はまさにこの異常反復運動を描写しているように思われ，さらにこれはあの，エクソシスト姿勢なのではないかと思い当たる．別に医者だけが言っているわけではなく，近世文学の学者さんの意見も同じく，『死霊解脱物語聞書』のこの描写はエクソシストのあれそっくりと書いてある[23]．抗NMDA受容体脳炎でみられるあれは，破傷風でみられる持続性の後弓半張と異なり，数秒から数分で目まぐるしく反復運動を繰り返す特異な所見である．つれづれに文献渉猟してみると，抗NMDA受容体脳炎のほか，橋本脳症[6]，前頭葉てんかん[7]，中脳に浸潤した結核腫[24]などでも見られるようである．抗NMDA受容体脳炎の異常運動には，ほかにも踊りのような同じ動作の1セットや，何かを持って振り回すような動作や，ジストニアなどもあり，中でも，口をもぐもぐしたり，歯をむき出しにして顔をしかめたりベロを出し入れしたり

JCOPY 498-32854

する「口舌ジスキネジア」の頻度がもっとも特異的なのではないかという指摘もある[13].

　さて，Sébire のレターに戻ると，『エクソシスト』のモデルとなった少年例には，奇しくも『死霊解脱物語聞書』と同じく関係者に当時について取材をして，一体何が起きていたのかをまとめたルポがあり[25]，Sébire もそれを引用している．そのルポによれば，中学校に上がったばかりで学校に馴染めていない様子だった 13 歳の少年に，1949 年 1 月 15 日，ひっかき音やノック音（の幻聴）が聞こえるようになり，次第にオカルト志向があった亡くなった叔母に取り憑かれたと家族が考えるようになった．その後，日中は普通に受け答えができるが，夜になるとまったく眠らず，部屋から大きな物音を立てて騒ぐようになった．馴染みがあるはずのないヘブライ古語を喋ったり，頭を激しくベッドに打ち続けたり，卑猥なことを言って卑猥な行動をとったかと思えば意識を失うということを繰り返す中で，信心深い母親はこれは悪魔の仕業だと考え，病院への入退院と同時に，宗教上の正当な手続きを踏んでエクソシズムが行われた．お腹を痛がるので母親が服をめくると，腹部に「NO SCHOOL」という血文字の引っかき傷が現れたり，微動だにせずベッドに横たわる少年に対してベッドマットが体を急速に押し上げ下げする運動（たぶん反復後弓半張運動だと思われる現象の記載）があったり，格段に怖い．Dalmau がこれを読んでああいう返答をしたとはにわかには信じがたい書物であるが，Annals of Neurology というお墨付きもあるし，正直，贔屓目に見れば抗 NMDA 受容体脳炎に見える．この少年も全経過 3 ヶ月で，1949 年の 4 月 17 日を最後に回復し，以後再発や後遺症なく社会復帰したとルポにある．Dalmau らの見解に乗っかり，『死霊解脱物語聞書』の少女とエクソシストのモデルを，抗 NMDA 受容体脳炎診断基準に照らし合わせてみた（表3-3)[18]．「The Devil came to St. Louis」には Annals of Neurology では特に言及されていないもう一人のドイツの少女の悪魔祓い例の提示もあった（映画 *The Exorcism of Emily Rose*. Derrickson S 監督．Screen Gems, 2005 のモデルとされている）ので加えて 3 人の比較となった．3 人とも奇形腫を思わせる記載はない．ドイツの 16 歳女性例は全経過 8 年で，発症日時もはっきりしない慢性経過であり，Graus らの症候も満たさず，餓死という死の転帰をとっている．この例は抗 NMDA 受容体脳炎を疑う経過ではない．

　抗 NMDA 受容体脳炎ならば適切な治療により極期を乗り越えれば治癒可能な

表 3-3 抗NMDA受容体脳炎診断基準に照らし合わせた江戸症例と欧米エクソシズム症例の比較

著者 （著書）	残寿 （『死霊解脱物語聞書』）	Taylor T. （『The Devil came to St. Louis』）	
症例	13歳少女	13歳少年	16歳少女
発症から最終発作	1672年1月23日〜 4月19日（太陰暦）	1949年1月15日〜 4月17日	1968〜1976年7月 1日（慢性経過の末の 死の転帰）
抗NMDA受容体 脳炎臨床診断基準[4)]	6症候陽性	5症候陽性	3症候陽性
1. 精神行動異常	累，助の憑依，地獄極 楽を見る	幻聴，叔母，悪魔の憑 依	悪魔の顔の幻視，幻聴， 抑うつ，悪魔に憑依さ れているという確信
2. 発話障害	無言症	ヘブライ語，パレスチ ナ古語で話す，叫ぶ， ラテン語の祈祷文の反 響言語	叫ぶ
3. 痙攣	あり	あり	あり
4. 異常運動	てんどうし，床より1 尺ばかり浮かび上がる	マットレスの上下によ り体が何度も浮き上が る，しかめ顔	記載なし
5. 意識障害	あり	あり	記載なし
6. 自律神経障害・ 低換気	脈の正体なく，息つが せん	記載なし	記載なし
奇形腫	記載なし	記載なし	記載なし
抗NMDA受容体脳 炎との類似	あり	あり	なし

（文献17の表を引用，加筆修正を加えた）

疾患である．ゆえに疑ったら奇形腫検索，髄液・脳波検査，それで診断がつかな
くとも可能ならば抗体検査を行うべきだろう．

空想への答え

『死霊解脱物語聞書』の少女例は，極めて抗NMDA受容体脳炎が疑わしいな
がらも奇形腫が確認できないため，診断確定と断定はできない．でももし現代の

 498-32854

自分の前に現れたならば，奇形腫の検索，髄液・脳波検査，抗体検査をいとわない．そしてどんなに症状が激烈でも，祐天和尚を見習って，諦めない．

> ### 文学鑑賞
>
> ## 残寿『死霊解脱物語聞書』
>
> 　『死霊解脱物語聞書』は，江戸時代に「再三版を重ね，江戸期を通じて売れ続けたロングセラーであった」という[23]．江戸から明治にかけて，そして現代でも，多くのオマージュ作品が生まれているが，歌舞伎，浄瑠璃，講談では，殺された怨霊の累にフォーカスを当ててくれている筋書きが多い．明治期には三遊亭円朝が『真景累ヶ淵』として翻案し，大いに人々の涙と恐怖を誘ってきた．人々の倫理観を最先端にブラッシュアップし，日々のモヤモヤを清算するすぐれたこれらの文芸の源は，下総国羽生村（現在の茨城県）で起きた事実に取材した物語であるとされている．近世文学の研究者には，累に同じ障碍を持つ異父兄の助がいるという因果話は「羽生村事件ぜんたいが，やや出来過ぎの話になってしまうという印象はさけがたい」と考察されているが[23]，細かい設定も含めて，医者の目で読んでしまうと特に矛盾もなく，盛っていない，脚色のない経過が過不足なく描かれているように思う．
>
> 　この事件にめぐりあった頃の僧侶・祐天は37歳，地方の大きな教育寺をめぐる修行の身であったが，のちには増上寺第36世住職ならびに大僧正となった．この祐天上人の極めて先進的な倫理観に，涙で先が読めない部分が多々ある．怨霊として出てくる累とその異父兄である助には顔かたちと手足に不自由があり，義理の父や夫に疎まれ最悪の凶行に遭い成仏できず，少女に取り憑いた．村人たちはその殺害を知っていたにも関わらず，犠牲者の障碍を理由に見過ごした．その罪を結果として少女と祐天上人は暴き，嘆き悲しみ，哀れみ，成仏させた．この事件は村人全体に反省と認識の変化を促した．さらにベストセラーとなることで，江戸全体の魂を救済したこの偉大な物語を，「じゃなくてそれは少女の病気だから」という横やりで片付けたく

ない．でもまるでそう言っているじゃないか，神も仏もない，という読後感をいだく方を一部でも出してしまうならば，以下に付け加えたい．死霊解脱物語がこれまで担ってきた倫理の根拠を覆す形になるのが不本意にも医学ならば，医学は新たな倫理の根拠を提供しなければならない．

　医学がここまで発展してきた背景には人類共通の目的がある．個の保全，それから種の保全である．後者の種の保全は，羽生村の事件でも村人が因果の一つと認識し，近くは優生思想と同一視していまだ誤解している人も多い．優生思想はナチスの後も数十年，日本では 20 世紀末まで公式に支持され，思想としては現代でも生き残っているようだが，一言で言えば知識が古い．社会全体の知識が古い，その理由は，最前線の遺伝学者の言葉が社会に届いていないためだろう．また，診療の最前線を担う臨床医は，日々更新される遺伝学について本来知っていなければならないが，ほとんどついて行けていない．医者が認識しなければならない誤謬を列挙すると，家族歴が聴取できないことと実際に家族内発症がないこととの混同，潜性遺伝（劣性遺伝）が血族婚からしか出ないという思い違い，浸透率（遺伝子を持っていても表現型に出たり出なかったりがあること）への無知，*de novo* 変異への無知，一遺伝子一表現型の対応をする疾患などもはや少数派であることを知らないので症状のバリエーションを家族歴にカウントできていない，モザイクを知らない，修飾要因について知らない，母系由来・父系由来による違いを知らない，家族の範囲を両親・兄弟までしか設定していないなどである．また，患者さんご自身が他の家族のメンバーの病気について知らない，思いつかない，家系内バリエーションについて知らない，語りたくない秘密だから敢えて語られないという場合もある．

　遺伝子というものは一つの仕事しか与えられていないわけではなく，さらに将来別の仕事をし出すこともある．汎用性のある振る舞いをしており，**一つの遺伝子がある疾患から見出されたとして，ほかに何の働きを担っているのか，はたまた将来何に化けるか，正直わからないのである**．遺伝子の複数の予想外の仕事に関して，例えば，急性精神病の鑑別の一つに挙げた Niemann-Pick 病 C 型がある．常染色体潜性（劣性）遺伝形式をとり，責

任遺伝子である *NPC1* に，低い確率をかいくぐって両親から「不具合」になる変異を一つずつもらう（複合ヘテロ接合変異）と，精神・神経症状，肝障害など多様な臓器障害を発症する．一方，感染症の世界では *NPC1* 遺伝子によって作られる NPC1 タンパクはエボラウイルスやマールブルグウイルスが，ヒトの細胞に侵入するにあたって結合する受容体として作用していることがわかってきた[26]．つまり，NPC1 に「不具合」があるならばエボラ感染は成立しない，保因者では成立しづらい可能性がある．Niemann-Pick 病 C 型は全世界で特別な集積地はないとされているが，エボラウイルスが万が一アウトブレイクした場合には激変するかもしれないと考えられている[27]．明日の地球がどうなるかわからないという不確実性が拭えない限り，人類はできるだけ多様な遺伝的背景を保たなければ種の保全が危うい．いま現在は病気に見えても，環境が変われば保護因子になる．知識が刷新されたいま，国のため集団のためと思う者ほど遺伝子の多様性の保全に力を注いでいただきたい．遺伝子対環境で言えば鎌状赤血球やサラセミアが有名だが，私たち人間が知らないだけで，ほかにいくらでもあるだろう．一遺伝子に複数の仕事が担われ，一方で私たちを取り巻く外環境には複雑な脅威が変化し続けて存在する中で，何が吉で何が凶であるのかを決めるのは，私たち自身ではない．たとえいま弱く見えるからといって，将来にわたって弱いままではないのだ．

参考文献

1) 小二田誠二, 解題・解説. 死霊解脱物語聞書―江戸怪談を読む. 東京: 白澤社; 2012.
2) Sébire G. In search of lost time from "demonic possession" to anti-NMDAR encephalitis. Ann Neurol. 2010; 67: 141-3. (Letterに対して Florance & Dalmau の reply が続く)
3) 古川哲雄. 憑依と抗 NMDA 受容体脳炎. 神経内科. 2016; 84: 429-30.
4) Graus F, Titulaer MJ, Balu R, et al. A clinical approach to diagnosis of autoimmune encephalitis. Lancet Neurol. 2016; 15: 391-404.
5) Gnann JW Jr, Whitley RJ. Herpes simplex encephalitis: an update. Curr Infect Dis Rep. 2017; 19: 13.

6) Mocellin R, Walterfang M, Velakoulis D. Hashimoto's encephalopathy. Epidemiology, pathogenesis and management. CND Drugs. 2007; 21: 799-811.
7) Williamson PD, Spencer DD, Spencer SS, et al. Complex partial seizures of frontal lobe origin. Ann Neurol. 1985; 18: 497-504.
8) Demily C, Sedel F. Psychiatric manifestations of treatable hereditary metabolic disorders in adults. Ann General Psychiat. 2014; 13: 27.
9) Grover S, Sarkar S, Jhanda S, et al. Psychosis in an adolescent with Wilson's disease: a case report and review of the literature. Indian J Psychiatry. 2014; 56: 395-8.
10) 駒ヶ嶺正純, 鹿島晴雄, 鈴木　透. 精神分裂病様症状を認めた Wilson 病の 1 例. 慶應医学. 1990; 67: 285-90.
11) Limoila JJ, Rosenfeld M, Dalmau J. Neuronal surface antibody-mediated autoimmune encephalitis. Semin Neurol. 2014; 34: 458-66.
12) Vitaliani R, Mason W, Ances B, et al. Paraneoplastic encephalitis, psychiatric symptoms, and hypoventilation in ovarian teratoma. Ann Neurol. 2005; 58: 594-604.
13) Dalmau J, Tüzün E, Wu HY, et al. Paraneoplastic anti-*N*-methyl-D-aspartate (NMDA) -receptor encephalitis associated with ovarian teratoma. Ann Neurol. 2007; 61: 25-36.
14) Titulaer MJ, McCracken L, Gabilondo I, et al. Treatment and prognostic factors for long-term outcome in patients with anti-NMDA receptor encephalitis: an observational cohort study. Lancet Neurol. 2013; 12: 157-65.
15) Pollak TA, McCormack R, Peakman M, et al. Prevalance of anti-*N*-methyl-D-aspartate (NMDA) -receptor antibodies in Patients with schizophrenia. Psychol Med. 2014; 44: 2475-87.
16) Ando Y, Shimazaki H, Shiota K, et al. Prevalence of elevated serum anti-*N*-methyl-D-aspartate receptor antibody titer in patients presenting exclusively with psychiatric symptoms: a comparative follow-up study. BMC Psychiat. 2016; 16: 226.
17) Caplan J, Binius T, Lennon VA, et al. Pseudopseudoseizures conditions that may mimic psychogenic non-epileptic seizures. Psychosomatics. 2011; 52: 501-6.
18) 駒ヶ嶺朋子, 国分則人, 平田幸一. 抗 NMDA 受容体脳炎から読み解く『死霊解脱物語聞書』. 脳神経内科. 2019; 91: 504-9.
19) Sébire G, Devictor D, Huault G, et al. Coma associated with intense bursts of abnormal movements and long-lasting cognitive disturbances: an acute encephalopathy of obscure origin. J Pediatr. 1992; 121: 845-51.
20) DeLong GR, Bean SC, Brown FR III. Acquired reversible autistic syndrome in acute encephalopathic illness in children. Arch Neurol. 1982; 38: 191-4.
21) Dale RC, Irani SR, Brilot F, et al. *N*-methyl-D-aspartate (NMDA) -receptor antibodies in pediatric dyskinetic encephalitis lethargica. Ann Neurol.

2009; 66: 704-9.

22) Florance-Ryan N, Dalmau J. Update on anti-*N*-methyl-D-aspartate receptor encephalitis in children and adolescents. Curr Opin Pediatr. 2010; 22: 739-44.

23) 高田 衛. 増補版 江戸の悪霊祓い師（角川ソフィア文庫）. 東京: 角川学芸出版; 2016.

24) Penfield W, Jasper H. Epilepsy and the functional anatomy of the human brain. Boston: Little, Brown and Company; 1954.

25) Tayler T. The Devil came to St. Louis. The true story of the 1949 exorcism. 3rd ed. Illinois: American Hauntings Ink; 2018.

26) Wang H, Shi Y, Song J, et al. Ebola viral glycoprotein bounds to its endosomal receptor Niemann-Pick C1. Cell. 2016; 164: 258-68.

27) 大野耕策, 編. ニーマン・ピック病C型の診断と治療. 大阪: 医薬ジャーナル社; 2015.

破戒僧

認知症

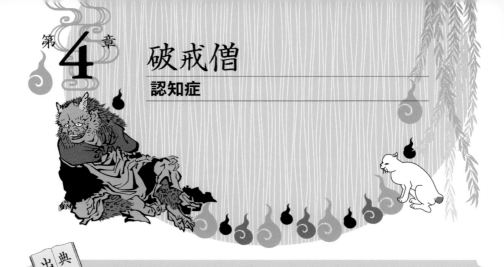

出典

上田秋成「青頭巾」『雨月物語』（江戸時代後期，安永年間，18世紀）

症例

　去年の春にてありける．越の国へ水丁の戒師にむかへられ給ひて，百日あまり逗り給ふが，他の国より十二，三歳なる童児を惧してかへり給ひ，起伏のたすけとせらる．かの童児が顔のみやびやかなるをふかく愛でさせ給ふて，年来の事どももいつとなく怠りがちに見え給ふ．さるに今年四月の頃，かの童児かりそめの病に臥しけるが（中略）終にむなしくなりぬ．（中略）終に心神みだれ，（中略）寺中の人々，院主こそ鬼になり給ひつれと，あわただしく逃げさりぬるのちは，夜な夜な里に下りて人をおどし，或は墓をあばきてなまなましき屍をくらふありさま，まことに鬼といふものは昔物がたりには聞きもしつれど，現にかくなり給ふを見て侍れ．（文献1より改変引用）

全経過要旨

　旅の僧侶である快庵が下野国（今の栃木県）を通りかかると，里の人たちは，鬼と化した山寺のお坊さんに怯えていた．里の人が言うには「この山の上のお坊さんは大変評判のよいお方でしたが，昨年の春，阿闍梨として越国（新潟・石川の一部・福井）の方の寺へ3ヶ月ほど出張して帰ってきてから様子がおかしくなりました．連れてきた10代の美しい稚児を寵愛し，修行や寺の管理を怠るよ

JCOPY 498-32854

うになりました．今年の春にその稚児がふと流行性感冒だかであっと言う間に亡くなってしまったのですが，その後さらに心が乱れ，夜な夜な里に降りてきて人を脅したり，墓を暴いて死体を貪ったりするので，昔話に出てくる鬼というのは現実にいるのだと皆恐れています」．山寺に行ってみるとお寺は荒れ果て，衣食のままならない痩せ細ったお坊さんがおり，一夜の宿を提供してくれた．夜になるとお坊さんは快庵を取って食うと言って探して暴れまわるが見つけられなかった．翌朝，昨日の様子について聞いてみると，本人も自分の行いに苦しんでいることがわかった．禅問答を授け，快庵は一度去った．1年後に来てみると，授けた禅問答を唱え続けたままその場で動けなくなっているお坊さんを発見し，成仏させた．

空想

　『雨月物語』は日本や中国の古典から引用のある翻案小説である．民俗学で蒐集された話である第2章出典や実際の出来事に取材したルポとして出版された第3章出典とはまったく意匠が異なり，完全なフィクションである．でもこのリアリティはなんであろう．これまで真面目一徹で修行に努めていたお坊さんが，出張先から帰ってきてみると豹変している．よっぽど出張寺の生活が辛かったのか，それとも何かしらの変性疾患などではあるまいな．中年で発症する人格変化，その末に死に至る疾患には前頭側頭型認知症がある．その可能性があると仮定して，学びを進めたい．

> **Q1.** 抽出される経過・所見を述べよ．
> **Q2.** 考えられる疾患を挙げよ．
> **Q3.** 診断に必要な追加情報・身体所見を述べよ．

A1.　約2年の経過で修行や寺の管理を怠るという人格変化と行動の変化により，それまでの社会活動に支障を来たし，信頼を失った．口唇傾向や性的活動の亢進，特定の事物への執着も見られるようになった．対象が黙っていると自力で見つけることができないのは，視覚性失認とも考えられる．禅問答を与えると，

第4章●破戒僧—認知症

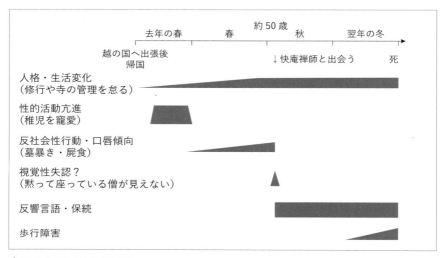

図4-1「青頭巾」経過図

1年間唱え続けた，つまり反響言語，常同性，保続がみられる．最終的にはその場から動けず，歩行不能を呈している（図4-1）．

A2. 口唇傾向，性的活動亢進，視覚性失認，情動の変化はいずれも側頭葉の局在徴候である．修行や寺の管理ができないなどは前頭葉の徴候である．側頭葉および前頭葉の機能障害を呈する疾患すなわち，前頭側頭型認知症，梅毒感染による進行麻痺，橋本脳症を含む脳炎，脳腫瘍，てんかん，せん妄，なんらかの薬剤の影響などが鑑別に挙がる．

A3. Treatable dementia を最初に除外したい．甲状腺腫大の有無，ビタミンB1欠乏症や甲状腺機能低下症を疑う下肢浮腫の有無を診察し，水頭症を疑う認知症・歩行障害・尿失禁の有無，梅毒を疑う皮疹歴の有無，アルコール依存など薬剤摂取歴をまず聴取する．それらがないことを確認した場合，前頭葉簡易機能検査法 frontal assessment battery at bedside（FAB）などで前頭葉機能障害を数値化し，また見当識障害や記銘力障害がないことを，長谷川式認知症スケールや Mini Mental Scale Examination などで確認したい．Wechsler Memory Scale などより詳しい神経心理検査が可能なら行いたい．失語症やその他の失行・

失認があるかどうかの診察，錐体路徴候や錐体外路徴候，小脳失調の有無の診察，家族歴・生活習慣についての情報を得たい．

現代例提示—前頭側頭型認知症

70歳代女性（図4-2）．

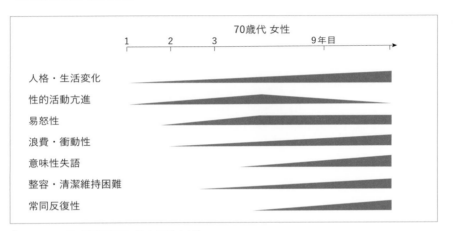

🔥 **図4-2 現代症例経過図（70歳代女性）**
（『バナナ・レディ』[2]より症例を選び経過図を作図した）

解説

　認知症は高齢化に伴い増加している．内閣府の調査によると2012年度には本邦で400万人を超える高齢者が認知症を有していたと推計されている[3]．**4大認知症としてAlzheimer型認知症（Alzheimer病），脳血管性認知症，Lewy小体型認知症，前頭側頭型認知症（前頭側頭葉変性症）が知られている．**これらの疾患であると診断する前に必須のプロセスは「治療可能な認知症 treatable dementia」の除外である．**治療可能な認知症にはビタミン欠乏症，甲状腺機能低下症，梅毒，正常圧水頭症，慢性硬膜下血腫，低血糖，薬剤性の認知機能低下などが含まれる．**認知機能の低下や変動を来たす薬剤は日本神経学会の監修する認知症ガイドラインに数百列挙されている[4]．リストにはあらゆる薬剤が含まれているが，「このところ認知症がひどい」といった主訴で家族に連れられて来院

する場合には抗アレルギー薬や胃薬，風邪薬など，よく使用される抗コリン作用のある薬剤を服用しているかどうかは必ず問診すべきである．まじめに診療をしている医者ならば，自らの処方で傾眠やせん妄が誘発されたと気づいた経験は，誰しもあるだろう．

　さて，そうした特異的な治療法のある症候性の認知機能障害を除いた上で，認知症の中で前頭側頭型認知症は1割と少数派である．しかし**40-65歳までの若年性認知症に限ると，前頭側頭型認知症はAlzheimer型認知症に次いで2番目に頻度が高い**[5]．75歳以上での発症は前頭側頭型認知症以外を考えるべきであるとされている[6]．比較的若年での発症でありながら生存期間は中央値8-10年とされ，確立した治療法はなく予後不良疾患である[7]．前頭側頭型認知症の15%が筋萎縮性側索硬化症　amyotrophic lateral sclerosis（ALS）を合併し[8]，合併群での生存期間は3年である[7]．

　前頭側頭型認知症は臨床病型（表4-1），病理像での分類，責任遺伝子による臨床像の違いがあり，疾患群のスペクトラムがオーバーラップしておりとっつきにくい．しかしcommon diseaseであるAlzheimer型認知症とのオーバーラップもあり，正確な臨床像を理解しておくべき疾患である．行動障害型前頭側頭型認知症と臨床診断された患者さんの最大4割でアミロイドPETや剖検にてAlzheimer型認知症に合致する所見があるという報告がある[9]．認知症の克服は次世代の目標であるが，その悲願の達成にあたっても，まず前頭側頭型認知症の臨床像を知らなければ始まらない．なお，指定難病での病名「前頭側頭葉変性症」と「前頭側頭型認知症」は同義であるが，病理診断に重きを置いた前者の病名ではなく，臨床診断が重視されつつある現状に合わせて主に「前頭側頭型認知症」として表記した．

🔥 表4-1 前頭側頭型認知症関連疾患6病型

1. 行動障害型前頭側頭型認知症
2. 意味性認知症
3. 非流暢性失語症
4. 筋萎縮性側索硬化症を伴う前頭側頭型認知症
5. 大脳基底核変性症
6. 進行性核上性麻痺

JCOPY 498-32854

前頭側頭型認知症の臨床病型

前頭側頭型認知症は現在主に6つの臨床スペクトラムを持ち，その原因遺伝子が多数同定されてきた症候群である．臨床病型には，「行動障害型 behavioral variant」，「意味性認知症 semantic dementia」，「原発性進行性失語症 primary progressive aphasia（進行性非流暢性失語症 progressive nonfluent aphasia）」という3つが初めに認識された．この3病型には前世紀から臨床診断基準が存在する[10]．この診断基準には特徴的な臨床像のほかに，脳波が正常で，頭部画像で前頭葉・側頭葉の萎縮があることが含まれている．

行動障害型前頭側頭型認知症

「行動障害型」は「Pick病」と呼ばれてきたタイプの前頭側頭型認知症である．記銘力には大きな問題はないにも関わらずレジを通さずにスーパーから食品を持ち出すようになってしまったり，散歩の途中で知らない人の家に勝手に上がり込んでお茶を飲んだりシャワーを浴びてしまったり，あるいは激昂して暴力を振るう，痴漢するなど社会通念上や法律上許容されない行動が，それまで反社会的傾向の見られなかった人に起きてしまうタイプの認知症である．前頭葉，扁桃体から変性が発症する場合にこの型を呈する[8]．初期には記銘力障害もなければ，会話にも問題がないため，病気と気づかれにくい．が，進行性であり，家族に連れられて病院を訪れる頃には，整容の問題（あらゆるポケットから拾ったタバコの吸い殻がはみ出しているなど），会話での反響言語（「では診察します」を復唱し続けるなど）や強迫的読字（診察室のポスターやカルテなどの文字をすべて音読する）などが明らかとなっていることも多い．興奮に対して抗精神病薬が使用されると歩行障害など薬剤性の錐体外路徴候が出やすい．これは疾患自体にParkinson症候群との連続性があることからも理解できる．**行動障害型では，緩徐進行性の行動・人格水準の低下を中核に衛生意識の低下，口唇傾向，強烈に甘い物を好むなど食事の変化，毎日同じ時間に同じように散歩するなど行動のステレオタイプ化などの行動変化，自発的発語の低下，反響言語や無言症，保続などの言語の問題，原始反射の陽性化，筋強剛や振戦，無動などのパーキンソニズム，Parkinson症候群としての血圧の変動などがみられることが，古典的診断基準に含まれている**[10]．山寺のお坊さんには，これまでできていた仕事ができなくな

第4章●破戒僧―認知症

るなどの行動・人格変化のほか，不衛生，口唇傾向かあるいは異食症（屍食），
保続，無動などを読み取ることができる．

🌀 失語症および限局する高次脳機能障害としての前頭側頭型認知症

「意味性認知症」という語はこの疾患以外で通常使われずハードルが高い用語
だが，単語の意味がわからなくなってしまうことから始まる失語症のことを言う．
言葉は話せる，複唱もできる，しかし「鉛筆」などの簡単な単語の意味さえわか
らなくなってしまうタイプの失語症である．家族に連れられて来院し，では診察
しましょう，と診察の開始を伝えると「しんさつってなんですか？」と聞いてく
るなどコミュニケーションに支障を来たしてしまう．単語の意味の大部分は左側
頭葉に局在している．復唱ができる上に初期には会話も可能であり，Wernicke
失語とは異なるが，同様の局在近傍の変性から始まることで単語の意味が抜けて
いくと概略できる．このように，前頭側頭型認知症は，前頭葉と側頭葉の一部分
に変性が起きることから始まる疾患群を呼んでいる．変性は脳全体に広がり，錐
体外路徴候を伴う歩行障害などを呈しながら進行し，やがて無動無言症に至る．

　もう一つの失語症タイプ，「原発性進行性失語症」は「進行性非流暢性失語症」
とも呼ばれ，言葉が想起できないことから始まり，やがて言葉を使ったコミュニ
ケーションを控えてしまい，無言となっていく病型である．単語の復唱も初期か
ら障害されていることが多く，Broca 型の失語症を呈する．

　前頭側頭型認知症スペクトラムは，認知症との名がついているが，脳の限局し
た変性から始まることで，一般的なイメージの認知症とは大きく異なる．疾患経
過の前半では，脳機能の低下が脳の一部に限局しており，時にほかの部分は正常
であることでいかに大きな苦しみがあるかということをご家族に説明する時に
は，岩田　誠医師の読み物で語られている作曲家のラヴェル　Ravel M の例を話
している．ラヴェルは 62 歳で亡くなるまでの晩年 10 年ほど，進行性の失語症
に苦しんだ[11]．死の直前の脳外科的開頭術での所見は萎縮した大脳皮質が見ら
れ，緩徐進行性の経過から，いまでいう進行性非流暢性失語症であったのではな
いかと言われている[12]．ラヴェルの場合は文字を書くことの難しさから始まり，
初めは書字が拙かろうが作曲を続けることができた．しかしやがて自分の専門と
する楽譜の記載も困難となり，親しい者に「僕の頭の中で，このオペラはもうで
きている．僕にはそれが聴こえている．だけどもう決して書くことができない．

JCOPY 498-32854

もうだめなんだ．僕は僕の音楽を書くことができないんだ」と語ったという[11]．
伝えたい音楽がそこにあるというのに伝えることができない，これほど苦しいことがあるだろうか．進行性非流暢性失語症患者さんに起きているのは「内省の孤島」に取り残された疎外であり，その孤独は想像を絶する．ラヴェルの場合はその非凡な才能から，罹患後に「左手のためのコンチェルト」などを書き上げている．言葉の喪失，つまり左脳の変性ということはつまり右手の機能が衰えた後，左手が活躍するこの曲を作曲したため，この失語症さえ作曲に糧を与えたのではないかという脳神経学的な見解もある[12]．もし目の前の患者さんが，病さえ糧に人生を充実させることができるなら，と願い，外来でこの話をしている．

前頭側頭型認知症の臨床診断

前頭側頭型認知症の臨床診断基準は，一般臨床医が診療に汎用できるよう簡略化したものや（表4-2）[6]，あるいは治療開発のための研究用に，診断精度を上げるよう複雑化したものがある[13]．表4-2に挙げた診断基準は特徴的な経過速度，臨床像，除外疾患で構成されており，検査に言及しておらず，これを用いれば江戸時代にタイムスリップしても21世紀クラスの診断が可能である．ただし，実際の診療現場では，「他疾患の除外」として急性発症の経過の聴取がなかったから脳血管障害は除外でよいということにはならないので，頭部画像での確認や，甲状腺機能検査のための採血が必須である．認知症診療ガイドライン2017では診断感度を上げるべく工夫されたものが採用されているので参照するとよいだろ

表4-2 前頭側頭型認知症の臨床診断

(1) 行動・認知機能障害の進展が
  (a) 早期かつ進行性の人格変化を来たすもの．修正のきかない異常行動に特徴付けられ，不適切な対応や活動に至るもの
  (b) 早期かつ進行性の言語障害を来たすもの．言語表出の障害や単語の意味・単語の想起の困難を伴うもの
(2) 上記の a，b が発症以前の社会性および就業に障碍を来たす場合
(3) 緩徐かつ持続性の進展経過であること
(4) 脳血管障害などの他の神経疾患や甲状腺機能低下症などの全身疾患や薬物誘発性の状態が除外される
(5) せん妄による一過性の状態が除外される
(6) うつ病などの精神疾患が除外される

(McKhann GM, et al. Arch Neurol. 2001; 58: 1803-9[6])

う[4].

この簡略化された臨床診断基準から，前頭側頭型認知症の類縁疾患は広がり，ALS を合併する前頭側頭型認知症，大脳基底核変性症候群，進行性核上性麻痺の 3 つを含めた 6 病型が前頭側頭型認知症関連疾患であると明確に定義された．**つまり，性格や行動の変化を来たす一群，失語症を来たす 2 タイプ，運動ニューロン病＝ ALS の合併群，そして Parkinson 症候群を来たす 2 タイプが前頭側頭型認知症という枠組みで捉えられている**（表 4-1）．（なおその後，大脳基底核変性症と進行性核上性麻痺の病理像と同じ「4 リピート・タウ」として，globular glial tauopathy, argyrophilic grain disease, neurofibrillary tangle predominant dementia など病理診断される認知症もまたタウ型の前頭側頭葉変性症に含むことが提案されているが[14]，現在，病理所見以外でこれらを疑うことは難しい．この点をもっと知りたい方や，脳神経内科専門医受験予定者などは引用論文[14]を参照するとよいだろう．）脳のどの部分から変性が始まるのかで異なる病型となるが，ここまで多彩な病型が同じスペクトラムで捉えられることは，脳病理所見および遺伝子変異が同様であることから支持されている[7].

前頭側頭型認知症の 4 割ほどが家族性とされているが[15]，家族歴の中には行動障害型，意味性認知症，進行性非流暢性失語症，ALS，大脳基底核変性症候群，進行性核上性麻痺が含まれる．症候学的にはそれぞれ独立した症状であるが，これらの 6 つの疾患は連続性がある．そのため，家族歴聴取には，患者さんと同じ症状を呈した方がいるかどうかという聞き方では不完全である．山寺のお坊さんを例に挙げれば，50 歳を過ぎて突然，色恋に夢中になったり，温厚だったのにキレやすくなってしまったり，特にお金に困っていないのに万引きやゴミ漁りをするようになってしまった人が親戚一同にいるかどうかだけではなく，晩年あれよあれよというううちに寝たきりになり亡くなった人がいなかったか，一言も喋らずニコニコしているだけになってしまった人がいなかったか，Parkinson 病だと医者に言われながら薬が効かなかった人などがいなかったかどうか，可能ならば聞いておきたい．

🐌 Parkinson 症候群としての前頭側頭型認知症

「Parkinson 症候群」は狭義では大脳基底核変性症と進行性核上性麻痺を指す．広義では，パーキンソニズム（＝動作緩慢を主徴とした錐体外路徴候）を呈した

JCOPY 498-32854

患者さん全般を指す時にも使われる．その時は大脳基底核変性症，進行性核上性麻痺のほか，脳血管性パーキンソニズムや Lewy 小体病（Parkinson 病，認知症を伴う Parkinson 病，Lewy 小体型認知症），時に多系統萎縮症（特に線条体黒質変性症タイプ），薬剤性パーキンソニズムなどを含む．Lewy 小体病は病理では Lewy 小体つまり α - シヌクレイン陽性の封入体が見られ，多系統萎縮症ではレビー小体は陰性だが α - シヌクレイン病理を認めるシヌクレイノパチーであり，大脳基底核変性症と進行性核上性麻痺という病理でタウオパチーを呈する疾患と，病態が異なる．しかし動作緩慢，筋強剛など，錐体外路徴候を呈する疾患であり，第 2 章で述べたように Parkinson 病と診断する際には大脳基底核変性症と進行性核上性麻痺を除外することが前提である．前頭側頭型認知症は行動障害型であれ，進行期には歩行障害を中心にパーキンソニズムを来たすことが多い．**Parkinson 病と Parkinson 症候群との最大の違いは，L-dopa が効かない，これに尽きる．**

　大脳基底核変性症，進行性核上性麻痺は指定難病において「パーキンソン症候群」として支援対象であり，筋萎縮性側索硬化症合併前頭側頭型認知症は ALS として支援対象である．前頭側頭型認知症として指定難病の支援対象であるのは行動障害型と意味性認知症の 2 つの型だけとされている．すると，なぜか進行性非流暢性失語症は指定難病の支援対象外となる．また，行動障害型とは病像は大きく異なるため，進行性非流暢性失語症を前頭側頭型認知症と診断すると，その患者さんに長年降圧薬を処方してくれている町のお医者さんや，これから診療をお願いする往診医，介護保険でお世話になるケアマネージャーや施設の職員さんすべてにおいて，望まない大混乱を引き起こすことがある．そうしたことから，進行性非流暢性失語症タイプは，比較的早期にパーキンソニズムも来たしやすいことなどから「パーキンソン症候群」として診療体制を整えられていることも多い．

前頭側頭型認知症の病理分類

　病理分類を知らないと前頭側頭型認知症の論文がチンプンカンプンになる，つまり新しい発見に理解がついていかなくなるので，江戸時代に脳病理は見ないでしょ，とは言わずにお付き合い願いたい．前頭側頭型認知症は，脳の病理でPick 小体を認める Pick 病として見出された．その後，Pick 小体は免疫染色にてタウ陽性だと判明し，タウオパチーの前頭側頭型認知症と，タウ陰性の前頭側頭

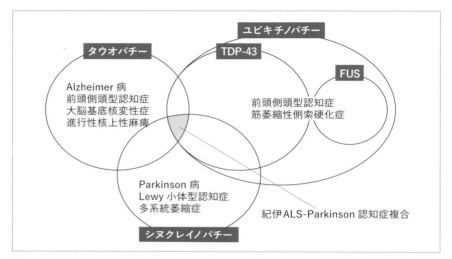

🔔 図 4-3 変性疾患の病理学的分類シェーマ

型認知症が存在することが知られるようになった．2006 年に前頭側頭型認知症に ALS を合併した患者群の中から，脳病理でタウ陰性かつユビキチン陽性封入体が TAR-DNA binding protein 43（TDP-43）陽性であるというタイプが発見され，前頭側頭型認知症を取り巻く状況は一変した[16]．

　タウオパチーの前頭側頭型認知症は frontotemporal lobe degeneration（FTLD）-T，ユビキチノパチーのものは FTLD-U と分類されることもあるが，これもまた複雑である．**タウ病理は前頭側頭型認知症スペクトラム 6 病型のうち前頭側頭型認知症，大脳基底核変性症，進行性核上性麻痺に見られるが，ALS では通常見られない．また，タウ病理の代表的な疾患はむしろ Alzheimer 型認知症である．**特殊な ALS である「紀伊 ALS/Parkinson 認知症複合」は，タウオパチーでユビキチノパチーでさらに TDP-43opathy であり加えてシヌクレイノパチーでもある．FTLD-U で，TDP-43 陰性の群からは fused in sarcoma（FUS）陽性の前頭側頭型認知症 /ALS が見出されている[17]．非常にややこしいのでシェーマでの図示を試みた（図 4-3）．新規発見とともに刻々と変化しているので雰囲気シェーマであること，あしからず．

　前頭側頭型認知症スペクトラムの中でも行動障害型はタウ陽性と TDP-43 陽性が 5 割ずつ，非流暢性失語症型はタウが 7 割，TDP-43 が 3 割，意味性認知症型

は TDP-43 が 9 割以上，タウは 1 割以下とされている．ALS 合併の病理は TDP-43 陽性が大半を占める[17]．

🍥 前頭側頭型認知症の遺伝子分類

　脳病理もさることながら，遺伝子診断も進歩が著しいのが認知症診療界隈であり，江戸時代に次世代シークエンサーないでしょ，と言わずにお付き合い願いたい．前頭側頭型認知症および ALS の責任遺伝子は地域の偏りがあり，ヨーロッパでは 9 番染色体上の非翻訳領域 C9orf72 の繰り返し配列伸長変異が最も多く，家族性前頭側頭型認知症 /ALS の 5-7 割とされている[8]．C9orf72 繰り返し配列伸長変異は病理では TDP-43 陽性，FTLD-U である．3 割ほどにパーキンソニズムを伴うほか，家族歴の中に統合失調症や自閉症スペクトラム症など多様な精神神経疾患が見出される頻度が高く，これらの疾患も ALS 同様 C9orf72 繰り返し配列伸長との関連が推察されている[18,19]．なお，非翻訳領域の繰り返し配列伸長変異による神経疾患には C9orf72 による前頭側頭型認知症 /ALS のほか，Huntington 病，筋強直性筋ジストロフィー，脊髄小脳変性症，良性家族性ミオクローヌスてんかんなどがあり，共通した遺伝子治療の突破口があるのではないかと模索されている[20,21]．

　日本では C9orf72 繰り返し配列伸長変異は家族性 ALS の 0-3% と極めて少ないが，紀伊半島の和歌山の集積地の ALS 患者さんでは 2 割に見出されている[22]．しかし集積地においても 8 割で C9orf72 伸長変異は陰性で，さらに「紀伊 ALS認知症複合」において三重の ALS には見られず，また Parkinson 認知症複合の表現型を呈した患者さんからも見出されていない[22]．

　「紀伊 ALS/Parkinson 認知症複合」の病理は 1970 年代から neurofibrillary tangle 陽性，つまりタウオパチーであることが知られてきたが[23]，のちに α - シヌクレインと TDP-43 も陽性であることがわかった．「紀伊 ALS/Parkinson 認知症複合」は江戸時代から「足萎え」として知られているが，その謎は一筋縄ではいかず，いまだ解けていない[24]．同様の症候と病理を呈する集積地は全世界の中でほかにグアム島，パプアニューギニア西部があり，グアムでは C9orf72 繰り返し配列伸長変異は一例も見つかっていない[22]．いずれも地理上，日本海溝とマリアナ海溝上に線状に位置しており，遺伝的背景の有無とはまた別に誘発因子として 1970 年代に考えられたようななんらかの環境要因が潜んでいるのか．

🍖 表 4-3 前頭側頭型認知症臨床病型と病理像・遺伝子の多様性

病型	タウオパチー	ユビキチノパチー	
沈着タンパク	タウ	TDP-43	その他のユビキチン
行動障害型	*MAPT*	*C9orf72*, *GRN*, *VCP*	*FUS*, *CHMP2B*
失語症型	*MAPT*	*C9orf72*, *GRN*, *VCP*	*FUS*, *CHMP2B*
筋萎縮性側索硬化症		*C9orf72*, *GRN*, *TARDBP*	*FUS*, *CHMP2B*, *SOD1*
Parkinson 症候群 2 型	*MAPT*		

発見されれば変性疾患の予防に繋がりそうだがまだ途上である.

　9 番染色体のほか，17 番染色体異常も以前から家族性前頭側頭型認知症で知られ，FTDP-17（17 染色体関連家族性 frontotemporal degeneration and parkinsonism）と呼ばれていた. 17 番染色体からは二つの変異が見出され，前頭側頭型認知症の 5-11% ほどと考えられている[14]. 一つは FTLD-T 病理を呈する *MAPT* 変異による行動障害型，大脳基底核変性症，進行性核上性麻痺，もう一つは TDP-43 による FTLD-U 病理を呈する progranulin（*GRN*）変異による前頭側頭型認知症である[17]. ちなみに *MAPT* も *GRN* もほかに Alzheimer 型認知症の責任遺伝子でもある[26,27]. *GRN* は *C9orf72* に次ぐ家族性前頭側頭型認知症の責任遺伝子であるが，*GRN* 変異による ALS は見つかっていない[8]. なお，TDP-43 タンパクをコードしている遺伝子 *TARBP* の変異では家族性 ALS はあるが ALS を伴う前頭側頭型認知症はないか極めて少ないとされている[8]. なんともややこしい. 現在判明している病原遺伝子変異は前頭側頭型認知症で 20 弱，ALS では実に推定含め 45 種類以上ある[28]. 日進月歩の研究成果で，これらのオーバーラップなどは日々更新されていく. あくまで全体像のややこしさの把握を目的として，病型と病理と比較的数の多い病因遺伝子の対応を表にまとめてみた（表 4-3）.

🐚 ALS とのオーバーラップ

　ALS は遺伝子研究が進んでいる疾患のひとつである. 家族歴がはっきりしている家族性 ALS と，家族歴のはっきりしない孤発性 ALS とがあり，家族性は全 ALS の 5-10% とされていて，その家族性 ALS の中から，これまで 30 以上の責任遺伝子が確認され，さらに 15 以上の候補遺伝子があがってきている[28]. 前頭

JCOPY 498-32854

側頭型認知症の責任遺伝子には ALS の責任遺伝子とかなりオーバーラップがある.

　臨床所見上，**前頭側頭型認知症全体の 15% に ALS が合併**し，さらに潜在的には 3-4 割で併存しているとされている[8]．また，**ALS の 10-15% で発症時に前頭側頭型認知症の臨床診断基準を満たすとされている**[5]．ALS 側から見た前頭側頭型認知症合併リスクは球麻痺発症型の ALS，女性などが挙げられ，合併でより ALS の進行が早いと考えられている[29]．さらに詳細な高次脳機能評価では ALS の 7 割に行動障害を認め，アパシー（無気力）となると 8 割に合併するとされている[8]．

　ALS は自殺の危険性も高い．身体症状が前景に立つため精神症状についてあまり注意が払われず，未治療であることが多いとして，自殺企図合併率を調査した報告がある[30]．デンマークは病院受診情報が Danish National Patient Registry として一括管理され，必要に応じて国際疾患分類第 10 版（ICD-10）による後方視的診断を用いて，多数例での分析・研究が行われている．そのデンマークで，2006 年に開設された中毒情報センターが受け付けた自殺企図症例 7 年間 8974 例に National Registry を参照し ICD-10 によって診断すると 11% に慢性の神経疾患があった．対照群での神経疾患は 3%，つまりなんらかの慢性の神経疾患があるというだけで自殺企図のリスクというわけだが，神経疾患の内訳は最多が Huntington 病，次いで 2 番目が ALS であった．Huntington 病での前頭葉機能低下による衝動性などは比較的知られているが，ALS にも背景に前頭葉機能低下などの精神症状の合併があることに医者や介護者，家族が注意を向ける必要があることが近年喚起されている[31]．

　ところで，ALS の診断基準として最も用いられている「El Escorial 改訂 Airlie House 診断基準」は早期の診断を可能にするために補助診断として針筋電図が位置付けられている．誤解されているが，筋電図検査は診断に必須ではないので，身体所見がそろう進行期には身体所見で診断を完成させることができる．江戸時代にタイムスリップ中にも臨床的に確実な ALS，clinically definite ALS と診断することを可能とするすぐれた診断基準である．内容も簡潔で，身体を 4 部位，脳，頸髄，胸髄，腰仙髄に分け，それぞれで下位運動ニューロン徴候すなわち筋力低下・筋萎縮の有無を確認し，次にそれぞれで上位運動ニューロン徴候すなわち腱反射の亢進（もしくは萎縮筋での腱反射残存）か病的反射の有無をチェックする．

3 部位以上で下位と上位徴候が陽性なら臨床的に確実な ALS である．江戸時代のみならずもちろん現代でも，「半年以上かけて進行している謎の四肢麻痺の患者さんにある日，肺炎が合併し嚥下障害，痰の喀出能低下と呼吸筋麻痺が顕在化した」という場合，筋電計を置いていない病院でも診断が可能である．Airlie House 基準の考え方を自分にインストールしておけば，慢性進行性の経過で手足が動かないことを主訴に来院した患者さんで，麻痺・筋萎縮の強い部位で腱反射が亢進している時に，ALS かもしれないとハッとする拾い上げにも有効である．

なお，診断基準には「感覚障害がないこと」が明記されている．話は逸れるが，ネットに「ALS では手足がジンジンしびれる」という誤った情報が落ちているようで，定期的にまとまった数の手足がジンジンする時がある老若男女が脳神経内科を訪れる．かかりつけ医からの「しびれ，ALS が心配」というお題の紹介状を持参してくる方もいらっしゃる．頸椎症や末梢神経障害さえ合併していない場合がほとんどで，中に，れっきとした神経疾患である片頭痛の前兆症状としてのしびれをお持ちである方々が含まれている．ALS では感覚障害はないこと，この事実がいまより有名になってくれればと思う．

なお，Awaji 基準など，針筋電図の重要性を強化した基準ではより診断感度が高いという報告がある[32]．また ALS は現在，寛解に至る治療法の存在しない疾患だが，発症早期の ALS の鑑別には脊髄炎や慢性炎症性脱髄性神経炎，重症筋無力症など，治療により改善の期待できる疾患が含まれる．よって，検査できる状況であれば診断感度上昇と，治療法のある他疾患の確実な除外のために，神経生理学的検査は行いたい．

🌀 国民病の Alzheimer 型認知症とのオーバーラップ

これまで温厚で社会で信頼されていた人物が徐々にキレやすくなったり痴漢や万引きをするようになって，行動障害型の前頭側頭型認知症と臨床診断される，そんな患者さんの中に，Alzheimer 型認知症の病理パターンを呈する場合があることが近年わかってきた．最近まで，Alzheimer 型認知症の確定診断は病理診断，すなわち死後の脳解剖によってのみなされると定義されてきた．しかしここ 10 年ほどで，臨床所見を呈する前段階での Alzheimer 型認知症を認識し早期治療につなげようという動きが盛んになり，臨床像に加えて，画像や髄液所見を「生ける病理所見の反映」すなわち「バイオマーカー」と呼び，これらの検査所見を

根拠に診断することが提案されている[33].

バイオマーカーで拾い上げられた多数例の認知症症例の分析によって，記憶障害を呈する「典型的な Alzheimer 型認知症」のほかに，行動変化や言語障害など前頭側頭型認知症で見られる所見を呈する「非典型的な Alzheimer 型認知症」が位置付けられ大きく様変わりしてきた[33]．具体的にはアミロイドトレーサーPET での海馬へのアミロイド沈着，髄液での A β 低値・総タウ（T-tau）高値・リン酸化タウ（P-tau）高値を診断に用い，なおかつ治験への参加などの研究に限っては，無症候性であってもこれらのバイオマーカーが高値である場合，潜在性 Alzheimer 病，preclinical Alzheimer 病と診断することさえある．このような状況下で，前頭側頭型認知症と診断された人の最大 4 割で Alzheimer 型のアミロイド沈着所見がみられるという報告もあり，「行動異常 / 高次脳機能障害タイプの Alzheimer 病」という概念が生まれてきている[9].

空想への答え

診断基準に照らし合わせると，青頭巾のお坊さんは前頭側頭型認知症と診断できる．最期に見られた歩行障害が，パーキンソニズムによるのか，ALS の合併だったのか，あるいは言われた通り石の上での修行を忠実に続けたことでの廃用症候群によるものだったのかは，小説に記載された情報だけではわからない．また，最も急進的な診断基準では，病理やバイオマーカー検査を行った結果次第では，「非典型的な Alzheimer 型認知症」と診断される可能性もある．

文学鑑賞

上田秋成『雨月・春雨物語』

認知症の概要を俯瞰したこの章では，中国など古今の説話のアレンジである小説を題材にした．案外，認知症と疑われる小話が，民話や怪談界隈には少なかったのである．「大きなお屋敷に案内されたと思い込んでいたら野原のど真ん中で，きつねにつままれてぼんやりしていたのだった」などの話

第4章 ● 破戒僧―認知症

JCOPY 498-32854　　　❶❼❶

は，おや，認知症かなと思わせる節はあるが，一定の時間の後に自分で気づいて，あるいは人に声をかけられて気づいて，「いや〜，きつねにつままれちゃったよ」と話せるというのは，エピソード中の記憶があることから，典型的なせん妄とは異なるし，完全に元に戻っていることは，頭痛やてんかんなどの機能性疾患を思わせる．怪談界隈には認知症と思われる案件が驚くほど乏しいことは，第二次世界大戦後まで，平均寿命が50歳に満たなかったことと関連があるかもしれない．50歳以前にも発症する前頭側頭型認知症がかろうじて存在したのではないか．

　でもそうは言っても小説でしょ，と言われるかもしれないが，上田秋成は若き日に『雨月物語』を書いた後，医業に従事する．医業に興味のあった若者が，どこかしらで目にした出来事を含めて怪奇譚を編んだかもしれないというのは確かに私のごく個人的な推測に過ぎない．しかし脳神経内科医としては，鬼気迫るリアリズムを感じた．上田秋成が医者を辞めたエピソードも人柄を物語る．ある時少女の命を救えなかったことを悔い，廃業し，再び文筆業に専念し，『春雨物語』を書いたという．青年期に書かれた怪異譚と，老年期に書かれた怪異譚とは明確に趣を分ける．『雨月物語』には，生かされて生きること（生き残されること）の神秘が，『春雨物語』には空の果てのような澄んだ達観が満ちている．しかしどちらにも見られる文言が一つだけある．『雨月物語』では「青頭巾」で，高僧が鬼と化した説明として「ひとへに直くたくましきさがのなす所ぞかし．心ゆるせば妖魔となり，収むるときは仏果を得るとは，この法師がためしなりける」とある[1]．高僧になるも鬼になるも，一つの物事に集中し極めんとする一本気な心がそうさせているとして，善悪の振り分けに終始しない一つの真理を提示している．誰しもが，高僧と鬼との振り幅の間で，揺らいでいる．認知症のエビデンスに置き換えてみたって，発症は遺伝子だけではなく，環境次第，どう生きてきたのかが左右する[34]．『春雨物語』では，悪事の限りを尽くした男がふとした出会いで改心し，高僧となった末，死の間際に若き日の過ちを語る物語「樊噲」の最後に，「『心おさむれば誰も仏心なり．放てば妖魔』とは，この樊噲のことなりけり」と記し，物語を締めくくっている[35]．一時の過ちで裁か

JCOPY 498-32854

れるべきだと断罪するのではなく，より良い方へ導かれることは可能だという世界観を数十年にわたって揺るぎなく通底させている．

参考文献

1) 上田秋成. 鵜月 洋, 訳注. 改訂 雨月物語（角川ソフィア文庫）. 東京: 角川学芸出版; 2006.
2) Kertesz A. 河村 満, 監訳. バナナ・レディ—前頭側頭型認知症をめぐる 19 のエピソード. 東京: 医学書院; 2010.
3) 内閣府ホームページ. 平成 29 年度版高齢社会白書（概要版）. https://www8.cao.go.jp/kourei/whitepaper/w-2017/html/gaiyou/index.html
4) 日本神経学会, 監修. 認知症疾患診療ガイドライン 2017. 東京: 医学書院; 2017.
5) Majumder V, Gregory JM, Barria MA, et al. TDP-43 as a potential biomarker for amyotrophic lateral sclerosis: a systematic review and meta-analysis. BMC Neurol. 2018; 18: 90.
6) McKhann GM, Albert MS, Grossman M, et al. Clinical and pathological diagnosis of frontotemporal dementia. Arch Neurol. 2001; 58: 1803-9.
7) Neary D, Snowden J, Mann D. Frontotemporal dementia. Lancet Neurol. 2005; 4: 771-80.
8) Burrell JR, Halliday GM, Kril JJ, et al. The frontotemporal dementia-motor neuron disease continuum. Lancet. 2016; 388: 919-31.
9) Ossenkoppele R, Pijnenburg YAL, Perry DC, et al. The behavioural/dysexecutive variant of Alzheimer's disease: clinical, neuroimaging and pathological features. Brain. 2015: 138; 2732-49.
10) Neary D, Snowden JS, Gustafson L, et al. Frontotemporal lober degeneration. A consensus on clinical diagnostic criteria. Neurology. 1998; 51: 1546-54.
11) 岩田 誠. 脳と音楽. 東京: メディカルレビュー社; 2001.
12) Amaducci L, Grassi E, Boller F. Maurice Ravel and right-hemisphere musical creating: influence of disease on his last musical works? Eur J Neurol. 2002: 9; 75-82.
13) Rascovski K, Hodges JR, Knopman D, et al. Sensitivity of revised diagnostic criteria for the behavioural variant of frontotemporal dementia. Brain. 2011; 134: 2456-77.
14) Forrest SL, Kril JJ, Stevens CH, et al. Retiring the term FTDP-17 as MAPT mutations are genetic forms of sporadic frontotemporal tauopathies. Brain. 2018; 141: 521-34.
15) Rohrer JD, Guerreiro R, Vandrovciva J, et al. The heritability and genetics of frontotemporal lober degeneration. Neurology. 2009; 73: 1451-6.

16) Neumann M, Sampathu DM, Kwong LK, et al. Ubiquitinated TDP-43 in frontotemporal lobar degeneration and amyotrophic lateral sclerosis. Science. 2006; 314: 130-3.

17) Burrell JR, Hodges JR. From FUS to Fibs: what's new in FTD? J Alzheimer Dis. 2010; 21: 349-60.

18) Devenney EM, Ahmed RM, Halliday G, et al. Psychiatric disorders in *C9orf72* kindreds. Neurology. 2018; 91: e1498-507.

19) O'Brien M, Burke T, Heverin M, et al. Clustering neuropsychiatric disease in first-degree and second-degree relatives of patients with amyotrophic lateral sclerosis. JAMA Neurol. 2017; 74: 1425-30.

20) Ishiura H, Tsuji S. Epidemiology and molecular mechanism of frontotemporal lobar degeneration/amyotrophic lateral sclerosis with repeat expansion mutation in *C9orf72*. J Neurogenetics. 2015; 291: 85-94.

21) Ishiura H, Doi K, Mitsui J, et al. Expansions of intronic TTTCA and TTTTA repeats in benign adult familial myoclonic epilepsy. Nat Genet. 2018; 50: 581-90.

22) Ishiura H, Takahashi Y, Mitsui J, et al. *C9ORF72* repeat expansion in amyotrophic lateral sclerosis in the Kii peninsula of Japan. Arch Neurol. 2012; 69: 1154-8.

23) Shiraki H, Yase Y. Amyotrophic lateral sclerosis and parkinsonism-dementia in the Kii Peninsula: comparison with the same disorders in Guam and with Alzheimer's disease. Handb Clin Neurol. 1975; 15: 273-300.

24) 小久保康昌. 紀伊半島の ALS/Parkinson 認知症複合. Brain Nerve. 2015; 67: 961-6.

25) Gajdusek DC, Salazar AM. Amyotrophic lateral sclerosis and parkinsonian syndromes in high incidence among the Auyu and Jakai people of West New Guinea. Neurology. 1982; 32: 107-26.

26) Olney NT, Spina S, Miller BL. Frontotemporal dementia. Neurol Clin. 2017; 35: 339-74.

27) Xu HM, Tan L, Wan Yu, et al. PGRN is associated with late-onset Alzheimer's disease: a cese-control replication study and meta-analysis. Mol Neurobiol. 2017; 54: 1187-95.

28) Mathis S, Goizet C, Soulages A, et al. Genetics of amyotrophic lateral sclerosis: a review. J Neurol Sci. 2019; 399: 217-26.

29) Chiò A, Moglia C, Canosa A, et al. Cognitive impairment across ALS clinical stages in a population-based cohort. Neurology. 2019; 93: e984-e94.

30) Elinsen A, Peder, Henrik K. Neurological diseases and risk of suicide attempt: a case-control study. J Neurol. 2018; 265: 1303-9.

31) Caga J, Hsieh S, Lilo P, et al. The impact of cognitive and behavioral symptoms on ALS patients and their caregivers. Front Neurol. 2019; 10: 192.

32) Geevasinga N, Menon P, Scherman DB, et al. Diagnostic criteria in amyotrophic lateral sclerosis. A multicenter prospective study. Neurology. 2016; 87: 684-90.

33) Dubois B, Feddman HH, Jacova C, et al. Advancing research diagnostic

criteria for Alzheimer's disease: the IWG-2 criteria. Lancet Neurol. 2014; 13: 614-29.

34) Lourida I, Hannon E, Littlejohns TJ, et al. Association of lifestyle and genetic risk with incidence of dementia. JAMA. 2019; 322: 430-7.

35) 上田秋成. 井上泰至, 訳注. 春雨物語（角川ソフィア文庫）. 東京: 角川学芸出版; 2011.

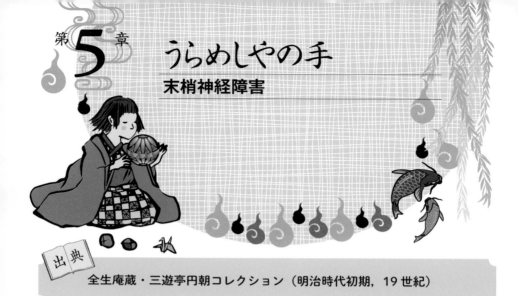

第5章 うらめしやの手
末梢神経障害

出典

全生庵蔵・三遊亭円朝コレクション（明治時代初期，19世紀）

 症例

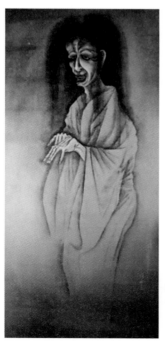

🔥 **図 5-1 飯島光峨筆 幽霊図**
（明治 8〔1875〕年制作．全生庵
　所蔵）（文献 1 より）

JCOPY 498-32854

空想

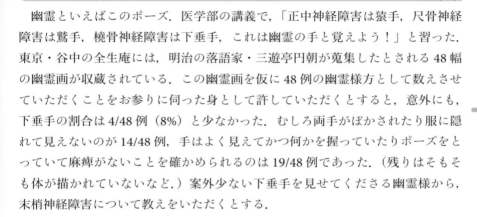

　幽霊といえばこのポーズ．医学部の講義で，「正中神経障害は猿手，尺骨神経障害は鷲手，橈骨神経障害は下垂手，これは幽霊の手と覚えよう！」と習った．東京・谷中の全生庵には，明治の落語家・三遊亭円朝が蒐集したとされる 48 幅の幽霊画が収蔵されている．この幽霊画を仮に 48 例の幽霊様方として数えさせていただくことをお参りに伺った身として許していただくとすると，意外にも，下垂手の割合は 4/48 例（8%）と少なかった．むしろ両手がぼかされたり服に隠れて見えないのが 14/48 例，手はよく見えてかつ何かを握っていたりポーズをとっていて麻痺がないことを確かめられるのは 19/48 例であった．（残りはそもそも体が描かれていないなど．）案外少ない下垂手を見せてくださる幽霊様から，末梢神経障害について教えをいただくとする．

> **Q1.** 抽出される経過・所見を述べよ．
> **Q2.** 考えられる疾患を挙げよ．
> **Q3.** 診断に必要な追加情報・身体所見を述べよ．

A1.　両側手首に下垂がある．母指は見えないが見えているすべての手指にも下垂がある．お顔に皺襞が目立つので，疲労や脱水がありそうな中年以降の女性である．顔面が蒼白である．毛髪が疎に見える，あるいは毛髪が盛り上がって縮れているようにも見える．表情は，目が笑っていないのに口角が上がっており，痙笑にも見える．図版であり，このポーズでここに至る経過は不明である．うらめしや，だとすると，何かしら外傷を負わされた結果なのであろうか．

A2.　下垂指があり，頻度の上から頸椎症性筋萎縮症（主に C8）によるもの，鑑別に後骨間神経麻痺が挙げられる．だが，手関節の下垂（下垂手）もある．下垂手と下垂指ならば上腕部での橈骨神経麻痺が第一に考えられる．頸椎から上腕の間，すなわち腕神経叢での下垂手・下垂指はどうか．腕神経叢では橈骨神経は後側神経束を構成している．後側神経束は C5-C8 の成分が含まれ，図版では肘を屈曲させているため，腕橈骨筋（C5,6）の力は問題がないとすると，腕神経

第5章 ● うらめしやの手─末梢神経障害

叢後側神経束での障害による下垂手・指は考えにくい．罹患は両側であり，両側の上腕部での橈骨神経麻痺，あるいは鉛中毒，血管炎性多発単神経麻痺などやや特殊な疾患も考えるべきである．顔面蒼白が貧血による所見ならば，鉛中毒が支持されるかもしれない．でもこの顔面蒼白は怒りによる交感神経賦活化の結果かもしれない．

A3. 　下垂手・下垂指の出現経過は急性だったのか慢性だったのか，あるいは繰り返しているのか．外傷に続発したのか．頸椎症や神経痛性筋萎縮症を示唆する発症前後の激痛はあったのか．しびれや感覚低下は伴うか．診察では，上腕三頭筋や前腕の回外筋などの筋力低下を伴うのか，徒手筋力テストが必須である．上腕や前腕にガングリオンなどの腫瘍性病変を触知するか．関節痛や下腿浮腫など全身性の血管炎を示唆する所見はあるのか．鉛中毒の原因となるおしろいなど鉛白の使用があるか，栄養障害があるか，筋トレなど過剰な運動負荷はなかったか，虐待を受けていないか，職歴・生活歴・既往歴が知りたい．繰り返している場合には圧脆弱性ニューロパチーの可能性も考え，家族歴の聴取も意味を持つ．

現代例提示─橈骨神経麻痺

40 歳代男性．

主訴：朝起きると右手が思うように動かなくなっている．

現病歴：昨夜はいつも通り会社の同僚と飲んで 10 時頃帰宅した．入浴後テレビを観ていたはずだが居間のマッサージチェアの肘置きに腕をかけて寝入っていた．途中で起きて自室のベッドに移動し寝た．今朝いつものようにスーツに着替え会社に行こうとしたら右手が思うように動かせないことに気づいた．妻が救急車を呼び，搬送受診した．

診察にて診断は上腕部での右橈骨神経麻痺であった．いわゆる Saturday night palsy であろう，自然軽快するだろうと説明し，経過を追うために 2 週間後に神経伝導検査と筋電図検査を予約した．後日，症状が改善しており予約はキャンセルするとの連絡があった．

本章では筋力低下の分布，すなわち神経学的診察について重点を置いて述べる．ここを読み進めるには問診をベースとした他章と比べて，格段と神経解剖学の知識を要する．序文で述べたようにこのややこしさが敬遠されるゆえんと痛いほど知っているので，こうした知識を日頃必要としない読者ならば，Guillain-Barré症候群のところ（89ページ）まで読み飛ばしていただければと思う．

　末梢神経障害は，問診と診察で「これは末梢神経障害である」というところまで詰めていくことが最も重要である．末梢神経は，解剖学的分布が詳細に判明している恩恵によって，診察で症状を把握することで，障害神経を可視化することができる．診察がまるでMRトラクトグラフィーのようなものだとイメージしていただきたい．問診と診察の延長に，裏付け作業のための神経伝導検査や筋電図検査が控えている．よって，「頭部MRIで光っていないし整形外科から頸椎MRIは問題ないと言われているから，末梢神経障害か心因性のどっちかだろう」のような，詰めが甘い状態で，神経伝導検査をオーダーしても診断にはたどり着けない．エキスパートほど，検査室において検査時間かそれ以上の時間を患者さんの診察にあてている．だからこそ徒手筋力テスト　manual muscle testing（MMT）と針筋電図を同時にガイドしちゃおうという脳神経内科にとって実にソウルフルな本もある[2]．

　飲酒後や睡眠導入薬の内服下で椅子の背もたれに手をかけて寝入って，起床時に下垂手や下垂指に気づいたという経過ならば橈骨神経麻痺，いわゆるSaturday night palsyであるし，負荷をかけた筋トレの後などに一側の首・肩甲骨内側を中心に激痛がありしばらくして示指優位の下垂指，手首背側時の手首の橈側への偏倚があればC8高位の頸椎症と診断できる．もちろん非典型例や他疾患除外のため，検査は必要に応じて行うべきである．

　また，このような，発症形式，症状の進行経過，筋力と感覚低下との分布の同定の延長にGuillain-Barré症候群の診断もある．Guillain-Barré症候群の診断は，臨床ガイドラインにおいて，先行感染や急性進行性の経過，神経学的所見による臨床所見によって成立するとされている[3]．Guillain-Barré症候群では，神経伝導検査は補助，または研究における診断において位置付けられている．理論上，現代クオリティの診断が時間留学中でも可能である．なお，同じく免疫介在性の

末梢神経障害である慢性炎症性脱髄性神経炎は，臨床診断基準に神経伝導検査での所見が必須であるので，時間留学中には現代クオリティの診断はできない．慢性炎症性脱髄性神経炎はタイムマシンで総合病院や大学病院へ送ろう．

解剖学的分布の把握

　解剖学的病変の分布の把握には，運動神経障害の分布においては，MMTによる筋力低下の有無が重要である．駆け出しのお医者さんはまず，どれでもよいので手近にある成書[2,4-7]のMMTのページを見ながら，同僚や自分を被験者にしてやってみること，日々の鍛錬が欠かせない．こればかりは空手の型のように，自らに定型を覚えこませるしかない．MMTの段階評価はいろいろあることが知られている[2]．お国，大学流派，病院ごと，あるいは同院内でも医者ごとに異なる点が，なにより駆け出しさんには嫌われると，こころしている．0から5の6段階にマイナス（正常5よりやや弱い時5−など）を加えた11段階だったり，4＋など，プラスを追加した15段階の評価をしているかもしれない．どんな評価方法であれ，**最も重要なMMTの段階は5とそのすぐ下（5−，マイナスを付けない医者は4，マイナスを付けないでプラスを付ける医者にとっては4＋）を明確に分ける力である**．駆け出しさんが救急外来で，「検者の指1本で抑えられちゃうのが4だっけ3だっけ，前脛骨筋で2ととるには患者さんを横向きに寝かせないといけないんだっけ？」と迷ってワタワタする必要はない．落ち着いてただ，正常か異常かを検出すること，これが重要である．麻痺の程度の差は，歩容やペットボトルの蓋が開けられるかなど日常生活動作の問診のほうが鋭敏なこともある．もちろん，Guillain-Barré症候群での重症度判定や予後予測にはMMTの別名Medical Research Council（MRC）の合計スコアを使ったりもするので正確に評価できる人はそこを目指していただきたい．しかし入口は被検筋が正常か異常か，そこに自分の持てる鋭敏さのすべてを投じていくのが，まず診断にとって何より重要である．入院適応を判別するには，そこに軽微であっても麻痺があるのかないのかを明らかにできればいい．（Guillain-Barré症候群であったら時に刻々と進行するので，救急外来の初診カルテと後医である上級医のMMT段階評価が違うからって落ち込む必要はまったくない．）

　感覚障害の所見の取り方にも様々な知恵が成書に書いてある[4,5,8,9]．項末の参考文献を通読していただければそれに越したことはないが，覚えきれないほど深

淵な知恵なので，患者さんに出会う都度，成書にあたるのも一つの手だろう．（脳神経内科の専門医試験を受ける人は通読されたし．）まるで予言の書のように，自験例そっくりだったり自験例に必要な情報が載っていたりする．

　表在覚障害に関しては，ねじったティッシュの先や，診察用の鋭利なディスポとして持ち歩いている楊枝の先で所見を取ることは忘れず行う人が多いだろう．一方で，深部知覚障害の有無をカルテに書いている人は少ない．（その医者が脳神経内科に造詣が深いかどうかのカルテ上の鑑別点になる．）深部知覚障害の診察のために音叉を白衣のポケットに入れて持ち歩くのは重くて頭痛・肩こりが悪化するというむきもあるだろう．だから深部知覚は診察しない，ではなくて，通りすがりの同僚のポケットから音叉を借りるか，あるいは丸腰で評価できる方法を蒐集しておくのも一つの手である．患者さんに立位で両上肢を前方挙上した上で閉眼してもらう Romberg 徴候はその代表的な診察方法である．（元々は脊髄後索障害による深部知覚障害を指す徴候であるが，閉眼で視覚性入力を絶った時に現れる変化としては，末梢神経障害による深部知覚障害，すなわち感覚性運動失調の検出においても意味がある．）医者-患者間のコミュニケーションという観点からもこの検査は有用である．Romberg 徴候をみる時には，倒れた時のためにあらかじめそっと手を差し出して支える準備をしながら，患者さんに閉眼していただく．「こんな摩訶不思議な診察をするところが脳神経内科です」という説明にもなる．立位の取れる初診の方では必ず診るべきであろう．（他に，ここがどういう外来かというメッセージの意味では，キツネ-逆キツネの模倣や，指鼻指試験のような謎めいた診察も然りである．）

　深部知覚は大径有髄線維を上行し脊髄後索を通り脳へ至る．神経伝導検査で可視化される末梢の感覚神経電位はこの大径有髄線維であるので，表在覚の診察だけでは，電気生理学的検査との対応がない．検査と対応させられるという意味でも，深部知覚の診察は重要である．最も感度が高いと思われる四肢の深部知覚障害の検出法は「母指探し試験」である[10,11]．患者さんに母指を上げて「good!」のポーズをしていただき閉眼させて good! の方を検者が移動させたのち停止し，対側の手でご自身の good! な母指を握っていただく．これは格別に，患者さんに謎めいた診察という印象を与えがちで，怪訝な顔をされてしまうことも多い．Good! を作って閉眼していただき，その good! を移動させようと検者がそっと手に触れると目を開けてしまわれるので，「まだつぶっていてください」という

一悶着がおおかた毎回において存在する．ほかに閉眼で対側耳朶を指でつまんでもらう方法も深部知覚障害の診察法で，患者さんへの説明が簡単だが，同程度に怪訝な顔をされてしまうことはいままでのところ，免れていない．しかし情報量は多い．（この時やたらと，なるほど，という顔を医者がしてしまうと不審なのかもしれない．）深部知覚障害があると，患者さんが運動部位を目視し続けない限り，一定の力の保持などが難しい．先に所見を取った MMT で，咄嗟の力を感じたのに短時間の保持さえできないためにうっかり心因性の代名詞として転用されている意味での「giving way weakness」としてしまった解釈を，ここに来て「深部知覚障害 / 感覚性運動失調」と改めたりすることができる．診察において，問診と同じく，新たな情報によって刻々と診断の確からしさを変更していく連続的診断を推奨する[12]．

　そういうわけで，問診もそうだが，末梢神経の診察もまた，明治時代に丸腰でタイムスリップしてしまっても行えるスキルである．これらに基づいた解剖学的高位診断，これはぜひタイムスリップ前に習得したい．

橈骨神経を含む麻痺の解剖学的診断

　橈骨神経は頸髄 C5 から C8 由来の神経から成り，腕神経叢では後側神経束を形成し，上腕で螺旋状に spiral groove として表層に出た後，肘より遠位で浅橈骨神経という感覚枝と後骨間神経という運動枝とに分かれる[13]．図 5-1 の幽霊様は両側の下垂指＋下垂手であり，橈骨神経がどこかで障害されていると考える．図 5-2 に走行のシェーマを載せる．橈骨神経を含む麻痺病変を列挙すると，①対側中心前回（一次運動野）病変，②頸椎症，③腕神経叢後側神経束，④上腕部での橈骨神経麻痺（中間内側部圧迫 /spiral groove），⑤後骨間神経麻痺（表 5-1）となる．

脳病変による手の麻痺について

　大脳の一次運動野には「hand knob」[14] もしくは「precentral knob」[15] と呼ばれる手の領域があり（図 5-3），この領域に限局する脳梗塞で，一見まるで末梢神経障害や頸椎症に見えるという例がある[11,14]．脳病変と橈骨神経麻痺との診察上の鑑別点は，前者は上位運動ニューロン徴候すなわち腱反射の亢進や病的反射の出現があることである[13]．検査上の鑑別は，針筋電図にて罹患筋，例えば指

JCOPY 498-32854

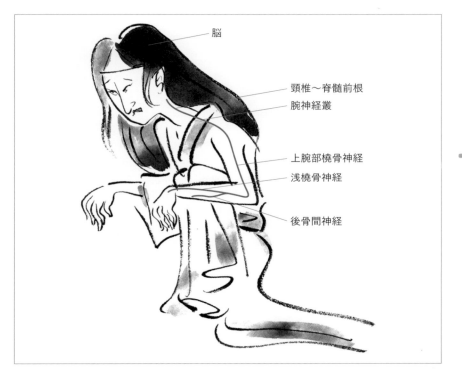

脳

頸椎～脊髄前根
腕神経叢

上腕部橈骨神経
浅橈骨神経

後骨間神経

🔵 図 5-2 橈骨神経の走行シェーマ

伸筋を刺して脱神経電位がないことを確認することで脳病変だと証明できる[13].また,針筋電図より侵襲性の低い検査として頭部画像検査があり,MRI や CT で異常を証明するのがごく普通の診断だろう.むしろ急性発症した神経徴候で受診される方をほとんど自動的に頭部 MRI 撮影していく中ではより拾い上げられている症候だと思われる.

ちなみに中心前回は大脳皮質であるので,第1章の学びを思い起こせば,どんなに症状が軽かろうが病変が小さかろうが「ラクナ梗塞」ではないというお小言を付け加えたい.(皮質症状ではない,というのがラクナ梗塞の定義である.)画像上 1 cm 程度の病変であるとラクナと呼ばれて穿通枝病変への治療(抗血小板薬)が自動的に選ばれていることが多い.Hand knob の脳梗塞を複数例分析した病型分類では,塞栓が最多とされ,特に内頸動脈のアテロームを塞栓子とした血管源性塞栓が多く,9割以上に内頸動脈狭窄があったとされていた[14].この場

表 5-1 橈骨神経麻痺を含む解剖学的病変

部位		罹患筋	感覚症状	随伴症状	代表的罹患機転
脳	一次運動野 hand knob	ざっくり，手	なし	病的反射亢進	脳卒中
頸椎	C7	上腕三頭筋，橈側手根屈筋，指伸筋	なし	同側頸・肩甲骨内側激痛	筋トレなどの負荷，日常生活，加齢など
	C8	指伸筋，示指伸筋，第一背側骨間筋，小指外転筋	なし		
腕神経叢	後側神経束	三角筋，上腕三頭筋，腕橈骨筋，回外筋，長／短橈側手根伸筋，長／短尺側手根伸筋，指伸筋，長母指外転筋	示〜小指の知覚障害	尺骨・正中神経領域麻痺	血管炎などの多発単神経炎
橈骨神経	上腕部	腕橈骨筋，回外筋，長／短橈側手根伸筋，長／短尺側手根伸筋，指伸筋，長母指外転筋	前腕手背橈側の知覚障害		圧迫，外傷
	後骨間神経	回外筋，長／短橈側手根伸筋，長／短尺側手根伸筋，指伸筋，長母指外転筋	なし		血管炎などの多発単神経炎

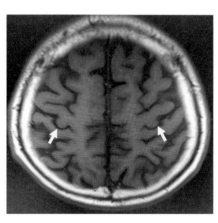

図 5-3 一次運動野の knob

中心前回（一次運動野）の hand knob（矢印）は，そこを同定することでここが一次運動野であるという MRI でのランドマークにもなる[15]．この knob があるのが一次運動野（前頭葉），その一つ後ろの脳回が一次感覚野（頭頂葉）である．

合，治療はアテローム血栓性脳梗塞として抗血小板薬という治療となり，治療選択肢はラクナ梗塞と同じなので，間違えたっていいじゃないと言われるかもしれないが，こういった点は医学知識としてはクリアカットなので，むしろ AI 君と選手交代されるだろう．

JCOPY 498-32854

6 頸椎症による手の麻痺について

　頸椎症には，頸椎症性頸髄症と，頸椎根症と頸椎症性筋萎縮症とがある．「頸椎症性筋萎縮症」は Keegan 型とも呼ばれ，脳神経内科医より，むしろよく勉強をしている総合内科医が鑑別に挙げている頻度が高いように思う．脊椎の MRIで髄内に信号変化を来たさないため，画像に頼るタイプのお医者さんが画像正常としてリリースすることで内科や脳神経内科で出会う頻度は高い．脊髄髄節レベルに限局した運動神経障害を来たす疾患である．振動覚低下などの感覚障害は伴わず，また脊髄の圧迫症状である Babinski 徴候あるいは自律神経障害（血圧変動・排便排尿障害）などの long tract sign も伴わない．

　一方の頸椎症性頸髄症は，整形外科や内科医全般に周知されている疾患であり，頸椎 MRI で脊柱管前後径が 13 mm 以下となるような狭窄症を伴い，脊髄の圧迫により，T2 強調画像で脊髄内信号変化が出る．圧迫が重度であれば脊髄後索症状により Romberg 徴候が陽性となり，また排尿障害も伴う．こうした頸髄症とは異なり，頸椎症性筋萎縮症では，圧迫を受けている神経組織は，神経根症，つまり椎間孔近傍の脊髄前根（運動神経のみの組織）だったり，あるいは脊髄症と同じく脊髄そのもので，その中の前角（運動神経の核）に限局している場合であったりする[16]．まとめると，髄節性の麻痺と筋萎縮を来たすが感覚障害を伴わず long tract sign のない頸椎症が頸椎症性筋萎縮症である．

　頸椎根症や頸椎症性筋萎縮症では頸椎 MRI の軸断をよく見れば椎間孔部分の片側の圧迫などがあるが，ルーチンとして MRI の矢状断で前後径をさらっと見ただけで「脊柱管に有意な狭窄病変なし」と診断され，感覚障害や排尿障害などがなく運動障害だけがあるため，筋萎縮性側索硬化症が疑われたり，謎の病気として紹介受診することもある．そのほか，下部頸椎領域に多いので，下垂指を主訴とすることが多く，後骨間神経麻痺が疑われ，その原因としての血管炎性ニューロパチーの評価依頼などで脳神経内科に紹介される．

　Dyck and Thomas の Peripheral Neuropathy では下垂指（指伸筋の筋力低下）の原因として，C7 高位の根型を第一に挙げている[13]．一方で，1990 年代に筋電図による病変分布と頸椎症手術高位の一致を調べた論文[17]を経て，神経生理学者らの近年の共通認識では，指伸筋には C7 の成分も含まれるが，メインは C8 であり，**C8 高位の障害による指伸筋脱力による下垂指が最多であるとされてい**

る[16]．C8 の障害では，指伸筋のほかに尺骨神経領域の脱力を伴うことが，同じく下垂指を呈する解剖学的部位である後骨間神経麻痺との鑑別に有効である．C8 の尺骨神経領域の筋はすなわち，尺側手根屈筋，第一背側骨間筋，小指外転筋である．つまり指が伸ばせないほか，手首の屈曲が難しく，さらに指を開くこともできない．ちなみに C7 が原因の時は上腕三頭筋，橈側手根屈筋に障害を来たし，前腕を伸ばす力にも障害がある．

　肘を屈曲する力，すなわち上腕二頭筋は C5,6（C5 > 6）・筋皮神経支配領域であり，**手首を背屈する力，長・短橈側手根屈筋は C5,6（C5 < 6）・橈骨神経支配である．**肘を屈曲させて（C5,6 正常），手首を下げている（C5,6 障害）という独特のポーズは，頸椎症では説明不可能なポーズであり，解剖学的高位が診断に極めて重要だということがわかる．**図 5-1 の幽霊さんは肘を屈曲させている時点で，C5,6 障害でもなければ，下垂指に加えて下垂手があることから，C7,8 領域に留まるわけではない．**よって，図 5-1 の幽霊さんは症候学的に，C5,6,7,8 の頸椎症ではないとそのポーズのみで診断できるわけだが，頸椎症は末梢神経障害より頻度の高い疾患であるので，ここで概説した．

　なお，同じような筋力低下を呈する疾患で同じく脊髄が原因のものに筋萎縮性側索硬化症が挙げられる．時に頸椎症との鑑別は難しいが，筋萎縮性側索硬化症では，頸椎症と異なり，筋力低下を呈した筋で腱反射が亢進し，病的反射の出現がある．（例えば上腕三頭筋筋力低下があって C7 障害ならば上腕三頭筋腱反射は消失するが，筋萎縮性側索硬化症では腱反射は亢進・残存する．手指では Hoffmann 徴候や Trömner 徴候が見られる．）また，筋萎縮性側索硬化症ならば経過を追うと，いずれ髄節を超えて病変が広がりを見せる．

腕神経叢障害での手の麻痺について

　症候のうち注目すべきものが，肘を屈曲できるけれども下垂手＋下垂指を来たしてしまうという点である，というところまで詰められた．手首を背屈させている筋肉には，長・短橈側手根伸筋と，尺側手根伸筋との 3 筋である．長・短橈側手根伸筋の支配髄節は C5,6，尺側手根伸筋の支配髄節は C7,8，末梢神経では，両者とも橈骨神経支配とされている[2,6,13]．腕神経叢は脊髄前根と末梢神経との間に位置し，ちょうど C5-8 の成分が一束（後側神経束）となって，その後橈骨神経に連なる．では図 5-1 の方はこの部位の障害と言えるか．これまた後側神経

束には橈骨神経成分のほか，腋窩神経成分が含まれるので，三角筋・小胸筋の筋力低下も伴うはずである．しかし肩が下がっていない．また，三角筋の筋力低下があると，補助を加えなければ，一見上腕二頭筋筋力低下と見まがうことがあるというピットフォールが提唱されており[2]，腕橈骨筋も合併する高位であり，幽霊さんの，肘を屈曲している姿勢の維持は困難だと思われる．

上腕部での橈骨神経障害について

ここまで体幹，体の真ん中からやや脇くらいの話をしてきたが，とうとう上肢の症状に対して，上肢の病変について言及できる時がきた．橈骨神経は上腕部でspiral groove という旋回をして，腋窩の内部から外側に出てきて，前腕の橈側（母指側）へと走行する[13]．橈骨神経上腕部の障害は，上腕の下部から椅子の肘掛けのような硬いものでの圧迫による圧迫と，グルーヴで旋回している外側からの圧迫の場合とがある．後者での圧迫が最多であるとのことである[4]．いわゆるSaturday night palsy のような，アルコールや薬物によって寝入ったり昏睡したりしている間の上腕圧迫も，床に突っ伏した肢位で外側からグルーヴでの圧迫のほうが多いとのことである．この，上腕部の橈骨神経の支配筋肉は，長・短橈側手根伸筋，尺側手根伸筋，指伸筋である．三角筋は腋窩神経，上腕二頭筋は筋皮神経支配であり，これらに障害がないので，肘を屈曲できる．すなわち，図 5-1の幽霊さんは，上腕部の橈骨神経麻痺を呈していると考えられる．**上腕部の橈骨神経には，それより遠位である前腕部の後骨間神経とは異なり，橈側手根伸筋の支配枝が含まれているので，下垂指に加えて下垂手も呈している．**上腕部の橈骨神経は浅橈骨神経が分岐する手前なので，橈骨神経の感覚枝が含まれている．幽霊さんには前腕背側から手背橈側（母指側）の感覚低下があるのではないだろうか．

後骨間神経麻痺について

後骨間神経は感覚枝を含まないので，その神経の障害は単純に「麻痺」である．後骨間神経麻痺は，頻度の上では非常に稀だが下垂指の重要な原因であり，頻度の高い C8 頸椎症との対比で，常に鑑別に挙げられる病名である．C8 には橈骨神経（後骨間神経）成分のほかに，尺骨神経成分である第一背側骨間筋や小指外転筋の筋力が含まれる．これらの筋力低下がはっきりあれば，C8 障害を考える

べきである．診察で感知できない場合には，第一背側骨間筋での針筋電図が診断に重要である．

上腕部の橈骨神経麻痺との鑑別では，後骨間神経麻痺は，下垂手，つまり橈側手根伸筋の筋力低下を来たさないことであるが，ややこしいことに，後骨間神経には，尺側手根伸筋の支配枝が含まれるので，実は尺側の手首の背屈筋力は障害される．（これは C8 障害でも同じである．）手首を背屈してもらうと，手首が母指側（健側）に寄って背屈される．これを radial deviation と呼ぶ[2]．C8 障害との違いは，橈骨神経は後骨間神経になるより近位で示指伸筋に分布すること，**後骨間神経は長橈側手根伸筋は支配していないため麻痺においても手首は下がらず，C8 と異なり尺骨神経の成分を含まないことから，第一背側骨間筋と小指外転筋の筋力低下は来たさないので示指は伸びるし小指は外側に開く**ことである[18]．上腕部橈骨神経麻痺との決定的な違いは，上腕部には感覚枝が含まれるが，後骨間神経には感覚枝は分岐後で含まれないので，前腕から手首母指側の感覚低下を，後骨間麻痺では来たしていないことの確認もまた，診断的価値がある．同部位での楊枝の先と尖ってないほうとを，目をつむっていただいて，あててもらおう．

⑥ 橈骨神経障害の原因

末梢神経障害の診断は第一次世界大戦での外傷とともに発展してきた分野であり，その知識の蓄積において，上腕部橈骨神経障害の原因として，銃創，ライフルの紐，上腕骨の骨折，捕虜などが紐で上腕部で上肢を体幹に括られることなどが挙げられている[13]．そのほか，珍しいものでは上腕三頭筋を鍛えすぎることでの筋による神経の慢性圧迫や急激に強い力で上腕を動かすことでの上腕三頭筋による急性橈骨神経麻痺なども鑑別に挙げられている．空手・ボクシング・筋トレの際，気をつけたい．また，良性の腫瘍やガングリオンなどの圧迫性病変の存在もまた，触診でわかることもあるので，上腕部の触診をすべきであろう．

薬物やアルコールによる昏睡という状況下では，自分の体重や，腕枕をしたベッドパートナーの体重を適切に回避できずに長時間不自然な圧迫を受け続けてしまうため，一時的な圧迫性ニューロパチーを来たすのが，俗に Saturday night palsy と呼ばれている．翌日が日曜日という休前日に飲みすぎることが想定された呼び名である．

そういうわけで，幽霊さんの上腕部橈骨神経麻痺の原因として最も考えられるのは上腕部での外傷である．幽霊になるまでの来し方を想像するに，上腕部の拘束や棒打ちなどの虐待があったのではないかという説がある（国分則人医師私信）．全生庵の幽霊画の中には，月岡芳年の作画によるものなど，宿場女郎をモデルにしたとの伝承がある画がある[19]．遊女への悲惨な仕打ちに背筋が凍る．しかし一筋の救いは，**外傷性の場合，上腕骨が骨折して，それに巻き込まれて橈骨神経障害を来たした場合であっても，自然軽快が期待できるということである**[13]．幽霊本人に教えてあげたい．

以上の外科的原因のほかに，内科的な鑑別としては橈骨神経の両側性の麻痺ということで，血管炎による多発単神経炎や，遺伝性圧脆弱性ニューロパチーを背景とした外傷に至らないまでの圧迫による麻痺なども挙げられる．また，職業が遊女だとすると，職業性，つまり白鉛含有の白粉の使用による鉛中毒からの橈骨神経麻痺も挙げたい．医学生の頃に衛生学の授業で鉛中毒＝橈骨神経麻痺と習った時に，思えば本項につながる着想（妄想）に漠然と思い至ったが，いまどきは，鉛中毒の頻度が低すぎて，内科学の王道『ハリソン内科学』ではもはや，表に一言出てくるだけであった．しかしインドの電池工場では現代でも鉛中毒による橈骨神経麻痺が発生しているとの報告を見つけた[20]．鉛中毒による橈骨神経麻痺は運動神経優位であり，下垂手と下垂指を来たすが，典型的には手背橈側のしびれなどの感覚症状は来たしにくいとのことである．**図 5-1 の原因が鉛中毒ならば，幽霊様の手背はしびれていないということになる**．その他，典型的な鉛中毒には全身性疾患としての貧血があり，歯肉に「鉛線」，蒼い着色が見られる．図 5-1 は，お歯黒を表現しているのか鉛線を表現しているのか，確かではない．あの世の者というしばりによって経過を本人が語れない場合には，診察が決め手となるだろう．本人が語ってくれるならば，鉛疝痛（発作性の強い腹痛，便秘）の有無を，問診すべきだろう．その他成書には，罹患に左右差があること，下垂手は最初に来るが，下垂指は中指・薬指から始まり他指に広がること，実は橈骨神経麻痺単独ではなく，C8 根や Th1 根の罹患により骨間筋や短母指外転筋にも筋力低下を来たしやすいことなどが鉛中毒の特徴とされていた[13]．

Guillain-Barré 症候群

さて，幽霊の方の診断は大方詰められたので蛇足になるが，頻度の高い末梢神

経障害である Guillain-Barré 症候群について簡単に触れたい.

　Guillain-Barré 症候群は，ポリオの準撲滅後の現代において，急性弛緩性麻痺を来たす最多原因疾患であり，頻度は 1.1 人 /10 万人年とされている[21]. 典型的な経過は先行感染である発熱を伴う下痢や上気道炎から数日から十数日後に手足の動かしづらさを来たし，数日から 2 週間ほどかけて進行する疾患で，病変の主座は末梢神経である. 上気道炎や下痢といった先行感染は 3 分の 2 で聴取される[21]. Guillain-Barré 症候群とその亜型である Fisher 症候群の臨床ガイドラインにおいて診断は「基本的に病歴・臨床症候に基づいて診断される」と明記されており，診断補助となる検査としては髄液検査でのタンパク細胞解離や神経伝導検査での異常が挙げられるが，典型例であれば検査は要さない[3]. というのも，緊急疾患であり，こみいった検査を待ったりしている場合ではなく，即座に心拍・血圧・呼吸のモニター管理下として治療を開始すべきこともあるからである. 本邦のデータでは 13% に呼吸筋麻痺を呈するとされている[3]. この疾患は進行が早いほど重症となる傾向がある.（この世には劇症肝炎など亜急性のほうが重症化しうる疾患も存在するのでややこしいが）. 明け方の救急外来に，なんだかうまく歩けないと受診した患者さんが，筋逸脱酵素などの採血結果待ちの間に四肢麻痺となり，しだいに呼吸筋に波及し，午後には気管挿管・人工呼吸器管理を要したこともある. 疑った瞬間から巻きで動ける瞬発力が必要である.

　Guillain-Barré 症候群は脱髄性末梢神経疾患として 20 世紀初頭に見出されたが，20 世紀後半に解剖例の病理像から軸索型の存在も提案され[22]，いまでは脱髄型と軸索型の 2 つにまず大別されている[23]. 軸索型と脱髄型では代表的な臨床経過や症状分布が異なるので文献[23]本文を参考に表にまとめた（表 5-2）. 軸索型では末梢神経を攻撃する病因抗体が，先行感染の病原菌の抗原に対してそもそも産生されたものだという「分子相同性」が証明されており[24]，責任抗体が

🔥 表 5-2 脱髄型および軸索型 Guillain-Barré 症候群

	代表的な先行病原体	症状ピーク	回復までの時間	脳神経系麻痺	感覚症状	自律神経障害
脱髄型	サイトメガロや EB ウイルス	18 日	数ヶ月	しばしば	しばしば	多い
軸索型	カンピロバクター腸炎	11 日	数日の群と年単位の群あり	稀	稀	あっても軽度

JCOPY 498-32854

いくつか報告されている．これらの責任抗体に対応する臨床症状が比較的確立されているのも，軸索型 Guillain-Barré 症候群の一つの特徴である．

　Guillain-Barré 症候群の臨床像は，上肢と下肢の遠位筋の筋力低下を数日から十数日で来たし，回復には数ヶ月から数年かかるというのが概要だが，病態生理に連続性を持つ亜型（variant）がいくつか知られている．代表的な亜型は Fisher M が 1956 年に提唱した外眼筋麻痺，失調，腱反射消失を 3 徴を呈する Fisher 症候群である[25]．その後同じ Massachusetts General Hospital から咽頭−頸部−上腕型（pharyngeal-cervical-brachial variant；PCB），対麻痺型，外眼筋にのみ麻痺を示す型が報告された[26]．また，回復に数ヶ月も要さず数週で改善する急性運動神経伝導ブロック型という亜型も知られてきた[27]．これらはいずれも軸索型 Guillain-Barré 症候群であり，責任抗体が判明している．（ただし抗体陽性率も症候との合致率も 100% ではない．最も抗体と症候の合致する Fisher 症候群においても抗 GQ1b 抗体陽性率は 9 割とされている．）というわけで，ガイドライン上も，それから責任抗体の推測つまり病型分類，予後判定においても，Guillain-Barré 症候群の「臨床症候」は特別な診断的価値を持つ．この臨床症候は，

🔹 表5-3 軸索型 Guillain-Barré 症候群の病型分類と責任抗体の標的抗原

病型分類		特徴	責任抗体の標的ガングリオシド
急性運動障害	軸索障害型	重度障害で回復は年単位	GM1, GD1a
	伝導ブロック型	数日から数週で回復しうる	GM1, GD1a
急性運動−感覚障害型		最重症で回復は年単位	GM1, GD1a
対麻痺型		腰の痛みで発症．両下肢麻痺が緩徐出現．ピークが 2 週目以降と軸索型としては遅め	GD1a
咽頭−頸部−上腕型		胃管を要する嚥下障害，頸部筋力低下，四肢は上肢近位脱力のみ	GT1a
Fisher 症候群	三徴すべて	複視・失調による歩行障害・腱反射消失	GQ1b, GT1a（GT1a に交差反応する GQ1b 抗体もある．以下同じ）
	急性外眼筋麻痺	不全型	GQ1b, GT1a
	急性失調型		GQ1b, GT1a, GD1b
Bickerstaff 脳幹脳炎		Fisher 症候群 + 意識障害	GQ1b, GT1a

脳梗塞での「ラクナ症候群」のようにそれぞれ特徴のある亜型として存在する．これらの分類には特別な道具は何一ついらない．丸腰医療にとって，どれだけありがたい知識の蓄積であろうか．文献[23, 25-30]を参考に**表5-3**にGuillain-Barré症候群の臨床亜型と責任抗体についてまとめた．Guillain-Barré症候群においては，診察で病変を特定することで，患者さんの血液中の抗体が認識している抗原が見えてくる．検査一つ要さずに，時間留学中もミクロの世界が可視化できるのである．

空想への答え

　解剖学的診断部位は上腕部での橈骨神経麻痺で，原因は外傷性圧迫もしくは鉛中毒によるものだと思われた．江戸の遊郭における女性の過酷な労働環境も示唆された．それはさぞやうらめしいだろう．表情や毛髪の逆立ちからもその心情は推して知るべし．

絵画鑑賞

全生庵　三遊亭円朝コレクション

　絵画というものは流派による様式の踏襲や模倣による表現が多分にある．また，特に下垂指・下垂手のポーズは歌舞伎俳優の表現によって，幽霊のポーズであると広まった点もあり[19]，いわば様式美であるので，多数例の絵画を数えてみてもそれは症例数とはならない．念のため．

　東京の暑さに視界が揺らめく夏の谷中には，静寂の中に江戸を再度組み立て上げる不思議な行事がある．それが8月に全生庵で行われる幽霊画・書画合わせて50幅の虫干しである．伝・円山応挙，歌川国芳，月岡芳年，河鍋暁斎，谷文中などの大家，あるいは作者不明ながら鬼気迫る掛け軸が風も受けずひっそりと，一般公開されている．私の心には，月岡芳年の手になる，本文でも述べた宿場女郎を描いたとされる一幅が突き刺さっている．ほとんど後ろ姿である横顔は，中年にも至らない若さを残しながら，一片の華

JCOPY 498-32854

やぎもない．時にセンセーショナルな題材をことさら鮮やかにグロテスクに描いて発禁になったこともあるこの画家が，儚さ，もろさに侵食された女郎を写実的に描き，それがここに奉納されている．幽霊画の蒐集という形をとって，引退後の遊女という社会的最弱者へ目線を傾けた三遊亭円朝の祈りがあって，巡り巡ってお寺に収まっているのだと思う．

この幽霊画の中には，写実的なもののほか，影だけ，気配だけなど，実体的意識性を表現したと思われる絵も含まれており，その点でも脳神経学として興味を喚起される．実体のないものへの恐怖はどこから，どういった時に感じるのか，という考察は第8章で述べることとする．

さて，図 5-1 に挙げた飯島光峨の手になる幽霊画は，幽霊としての様式的なポーズをしていることもさることながら，何よりもその髪の毛の感じと表情が恐ろしい．現代の生活においては，髪の毛が逆立つほど怒っている人にはそうそう出会わない（これからも会わずにすみますように）．そもそもこの髪の毛を見て，怒っていると万人が結論付けると思わないが，私は怒りの結果だと思っている．Charles Darwin は『進化論』以外にも独創的な科学の本を書いているが，Duchenne de Boulogne（Duchenne 型筋ジストロフィーに名を残す）に触発された『人及び動物の表情について』という神経進化論的考察も出版している[31]．それによると，毛髪の逆立ちは怒りの反応そのものである．そういうわけで，うらめしや，の「や」を言ったところ，と読みとってしまうのだが，脳神経内科医として彼女に，「その手，治りますよ」と言えるのならば少し嬉しい．

参考文献
1) 全生庵蔵・三遊亭円朝コレクション　幽霊画集. 東京: 全生庵; 2000.
2) 園生雅弘. MMT・針筋電図ガイドブック. 東京: 中外医学社; 2018.
3) 日本神経学会, 監修. ギラン・バレー症候群, フィッシャー症候群診療ガイドライン 2013. 東京: 南江堂; 2013.
4) 水野美邦, 編. 神経内科ハンドブック―鑑別診断と治療. 5 版. 東京: 医学書院; 2016.

5) 田崎義昭, 斎藤佳雄. 坂井文彦, 改訂. ベッドサイドの神経の診かた. 18 版. 東京: 南山堂; 2016.

6) ケンダル, マクレアリー, プロバンス. 柏森良二, 監訳. ケンダル 筋: 機能とテスト —姿勢と痛み—. 東京: 西村書店; 2006.

7) Hislop HJ, Montgomery J. 津山直一, 中村耕三, 訳. 新・徒手筋力検査法. 原著第8 版. 東京: 協同医書出版社; 2008.

8) 平山惠三. 神経症候学. 東京: 文光堂; 1971.

9) 岩田 誠. 神経症候学を学ぶ人のために. 東京: 医学書院; 1994.

10) 福武敏夫. 神経症状の診かた・考えかた— General Neurology のすすめ. 東京: 医学書院; 2014. (第 2 版は 2017.)
第 1 版から突出した Dejerine クオリティー (神経学領域の最高峰の知識に与えたい称号, 造語) であったが, 第 2 版では情報 5 割増しの圧巻の改訂が行われている.

11) 福武敏夫. 脊髄臨床神経学ノート—脊髄から脳へ. 東京: 三輪書店; 2014.

12) Caplan LR, Hollander J. The effective clinical neurologist. 3rd ed. Shelton: People's Medical Publishing House; 2011.

13) Dyck PJ, Thomas PK. Peripheral neuropathy. 4th ed. Vol 2. Phyladelphia: Elsevier Inc; 2015. 橈骨神経麻痺 p.1474-86. 鉛中毒 p.2527-35.

14) Peters N, Müller-Schunk S, Freilinger T, et al. Ischemic stroke of the cortical "hand knob" area: stroke mechanisms and prognosis. J Neurol. 2009; 256: 1146-51.

15) Yousry TA, Schmid UD, Alkadhi H, et al. Localization of the motor hand area to a knob on the precentral gyrus. A new landmark. Brain. 1997; 120: 141-57.

16) 園生雅弘. 遠位型頸椎症性筋萎縮症. 臨床神経生理学. 2015; 43: 99-108.

17) Levin KH, Maggiano HJ, Wilbourn AJ. Cervical radiculopathies: Comparison of surgical and EMG localization of single-root lesions. Neurology. 1996; 46: 1022-5.

18) Wheeler R, DeCastro A. Posterior interosseous nerve syndrome. Treasure Island: StatPearls Publishing (Internet); 2019.

19) 辻 惟雄, 監修. 幽霊名画集—全生庵蔵・三遊亭円朝コレクション (ちくま学芸文庫). 東京: 筑摩書房; 2008.

20) Shobha N, Taly AB, Sinha S, et al. Radial neuropathy due to occupational lead exposure: phenotypic and electrophysiological characteristics of five patients. Ann Indian Acad Neurol. 2009; 12: 111-5.

21) Yuki N, Hartung HP. Medical progress: Guillain-Barré syndrome. N Engl J Med. 2012; 366: 2294-304.

22) McKhann GM, Cornblath DR, Griffin JW, et al. Acute motor axonal neuropathy: a frequent cause of flaccid paralysis in China. Ann Neurol. 1993; 33: 333-42.

23) Kuwabara S, Yuki N. Axonal Guillain-Barré syndrome: concepts and controversies. Lancet Neurol. 2013; 12: 1180-8.

24) Yuki N, Susuki K, Koga M, et al. Carbohydrate mimicry between human ganglioside GM1 and Campylobacter jejuni lipooligosaccharide causes Guillain-Barré syndrome. Proc Natl Acad Sci U S A. 2004; 101: 11404-9.

JCOPY 498-32854

25) Fisher M. An unusual variant of acute idiopathic polyneuritis (syndrome of ophthalmoplegia, ataxia and areflexia). N Engl J Med. 1956; 255: 57-65.

26) Ropper AH. Unusual clinical variants and signs in Guillain-Barré syndrome. Arch Neurol. 1986; 43: 1150-2.

27) Capasso M, Caporale CM, Pomilio F, et al. Acute motor conduction block neuropathy. Another Guillain-Barré syndrome variant. Neurology. 2003; 61: 617-22.

28) Nagashima T, Kokubun N, Shahrizaila N, et al. Paraparetic Guillain-Barré syndrome: extending the axonal spectrum. Neurol Clin Neurosci. 2013; 1: 224-6.

29) Nagashima T, Koga M, Odaka M, et al. Continuous spectrum of pharyngeal-cervical-brachial variant of Guillain-Barré syndrome. Arch Neurol. 2007; 64: 1519-23.

30) Kaida K, Kamakura K, Ogawa G, et al. GD1b-specific antibody induces ataxia in Guillain-Barré syndrome. Neurology. 2008; 71: 196-201.

31) ダーウィン. 浜中浜太郎, 訳. 人及び動物の表情について. 東京: 岩波文庫; 1931. (復刻版 2015.)

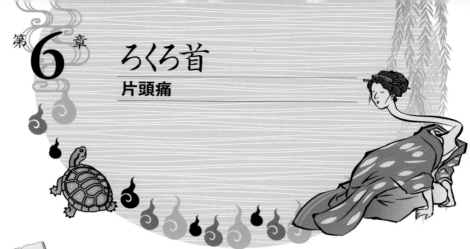

第**6**章 ろくろ首

片頭痛

出典

鳥山石燕『図画百鬼夜行』（1776 年，江戸時代後期，安永年間）

症例

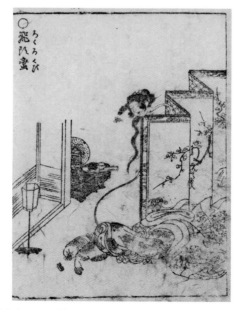

🕯️ 図 6-1 ろくろ首の図

（鳥山石燕『画図百鬼夜行』国立国会図書館デジタルコレクション[1]）

JCOPY 498-32854

空想

　ろくろ首は普段は普通の首の人なのだがたまに伸びてしまうという「発作性妖怪」である．発作性に首が伸びたような感覚，すなわち視野の変化と身体図式の錯覚を同時に来たす現象は "Alice in Wonderland 症候群" と呼ばれ，片頭痛の前兆として知られている．ろくろ首はこの症候群ではないかという指摘がある[2]．ろくろ首さんが頭痛持ちであったと納得できるエビデンスはあるか，片頭痛界隈には洋書に良書が多いのでそこらを中心にあたってみたい．

Q1. 抽出される経過・所見を述べよ．
Q2. 考えられる疾患を挙げよ．
Q3. 診断に必要な追加情報・身体所見を述べよ．

A1.　女性の首が伸びている．

A2.　Alice in Wonderland 症候群を表現したものか．あるいは目撃者に網膜病変もしくは後頭葉病変，あるいはてんかんがあって，歪視症や変視症によって対象が歪んでいる可能性もある．

A3.　首が伸びている女性に問診し，3 ヶ月以上の経過でこれまでに 5 回以上，4 から 72 時間持続する頭痛に嘔吐や光・音過敏を伴い動けず寝込んでしまうことがあるかどうか聞く．また，これまでの視覚性前兆もしくはしびれに続く頭痛の経験や予兆，めまいなど頭痛随伴症状の経験の有無を聞く．頭痛のリスクとしての睡眠不足や運動不足，ストレスなどの生活や，月経や気候と頭痛や首が伸びてしまう事象に関連があるかどうかも聞いておきたい．その他鑑別としての感染症，てんかん，脳腫瘍に対する問診も行う．

現代例提示―片頭痛に伴う Alice in Wonderland 症候群

　40 歳代女性．

主訴：頭痛.

現病歴：10代からチカチカして見えづらくなったあとに頭痛が来て寝込むことを経験している．両親，同胞にも「前兆のある片頭痛」がある．夜，仕事を終え帰路を急いでいると，めまいを起こし，階段を踏み外して15段ほどずり落ちてしまった．幸い大きな怪我はなく，再び歩き始めると，周りの風景が歪んで見え，床がまるで柔らかいようなふわふわした感触で，一足踏むごとに沈み込む感じがした．だんだん首から下の実感がわからなくなり，首から上だけがふわふわ浮遊しながら移動しているような感覚を来たした．慎重にゆっくり歩き50 mほど進んだところで，動くのが辛いほどの頭痛になった．気づくと浮遊感は消失しており，いつもの辛い頭痛だけが残った.

解説

頭痛発作の有病率は報告によって1割未満から3割と幅があり，年齢や性別，職業，あるいは調査の仕方で差があるとされている．年齢では35歳から45歳という働き盛りがピークであり頭痛による休職など仕事や家事への影響，経済への影響が言われている[3]．デンマークの全国民レジストリーのデータ分析では，片頭痛は生涯で16%，男性で8%，女性で25%と男女差が大きい[4]．特に「前兆のない片頭痛」は月経と関連する頻度がより高いため，男女で有病率に大きな差がある[5]．働き盛りで家事育児に忙しい年代のざっと，**女性4人に1人が頭痛持ち**である.

「前兆のある片頭痛」では有病率は4%，男女比は2：3とされている[4]．「前兆のない片頭痛」よりも数が減るように思うが100人に4人とは，脳神経内科疾患としては抜群に高頻度であり，日常診療において身近な疾患である．頭痛は生活に支障を来たす上，前兆は不安を喚起するような非日常的体験となるため，病院に受診する頻度は高い．しかし生命に危機的状況をもたらす頭痛が除外されると，検査で異常はありませんでしたという説明に，鎮痛薬の処方で診療終了というのが一般的かもしれない．片頭痛の前兆として，最も頻度が高く，一般にも知られているものは「閃輝暗点」であるが，そのほかにいろいろな症状が存在することはあまり知られていない．珍しい前兆の中に，身体図式の異常，「Alice in Wonderland症候群」も含まれる.

JCOPY 498-32854

Alice in Wonderland 症候群について

Alice in Wonderland 症候群は 1955 年に精神科医の Todd J 医師がこの病名を提案し，精神疾患と間違えられて精神科に連れてこられることに注意を喚起した[6]．（ちなみに，Todd 麻痺に名を残す Robert Bentley Todd は 19 世紀前半の人物で，別人である．）女性 5 人，男性 1 人の「変視症＋身体図式の歪み」を経験する症例を Alice in Wonderland 症候群と名付けている．全員が成人で，片頭痛のべ 5 人，てんかんのべ 3 人，そのほか不安神経症や強迫神経症の合併を記載している．

既報告 170 症例の解析では，Alice in Wonderland 症候群の 27% が片頭痛に伴うもので，22% が感染症，特に 15% が Epstein-Barr ウイルス感染症に伴い，その他は脳卒中など脳の局所病変 7.8%，薬剤性 6%，精神疾患 3.6%，てんかん 3%，末梢神経障害 1.2% であった[7]．18 歳以下が 65% と半分以上で，それら小児例では感染症に伴うものが多く，平均発症年齢は 8.5 歳であった．「体が大きくなったり小さくなったりするような感じがする」というのがこの症状の中核であるが，それが周りのものが大きく見える（大視症），あるいは小さく見える（小視症）という視覚性の錯覚がメインなのかそれとも自分の体の大きさの感覚という身体図式の歪みなのかは症例ごとに異なる．責任病変は側頭葉と頭頂葉と後頭葉とが交わる部位のあたり，temporoparietal-occipital carrefour（temporoparietal-occipital junction よりやや広めといったニュアンスか）とされている[7]．というわけで，必ずしも片頭痛だけで見られる現象ではなく，脳の後ろの方を比較的広く巻き込んだ場合に起きる局在性症状の一つであるが，どちらかというと成人では片頭痛で見られることが多い．

片頭痛という診断前に除外すべき二次性頭痛

片頭痛の診断基準の中核を成すものは，問診である．国際頭痛分類 The International Classification of Headache Disorders 3rd（ICHD-3）でもそのように位置付けられている．そうは言っても，「頭痛」という主訴で来院される患者さんには急性発症の重篤な生命に関わる疾患であるくも膜下出血や，亜急性発症でやはり重篤な生命に関わる疾患である脳静脈洞血栓症などが含まれている．そのため，日本神経学会・日本頭痛学会からの『慢性頭痛の診療ガイドライン

2013』ではまずくも膜下出血や外傷，感染など器質性疾患によるものなどの二次性頭痛を慎重に除外すること，つまり，検査の重要性を挙げている[8]．二次性頭痛を少しでも疑った場合，頭部画像検査（特に出血に強く迅速に撮影可能なCT），採血，場合によっては髄液検査など侵襲性のある検査も，ためらわずに施行すべきであろう．しかし我々はいま，時間留学中であり，簡単には検査ができない．ガイドラインでは，問診で**二次性頭痛を鑑別するために，突然発症か，これまで経験したことがない痛みか，いつもと様子の異なる痛みか，頻度と程度が増加していく痛みか，50歳以降に初発のものか**をまず聞き取ることを挙げている．そして診察で，**神経脱落症状があるか，精神症状があるか，発熱・項部硬直・髄膜刺激徴候があるか**どうかを確認し，既往症・治療中の疾患に**癌や免疫不全**を有するか確認することを挙げている．一つでも当てはまればタイムマシンで現代に連れてきて頭部画像検査および採血を行い，発熱や髄膜刺激徴候があるならば，腰椎穿刺による髄液検査も考慮すべきである．また，画像では出血が見えなくても激しい痛みに続いて意識障害がある場合にはくも膜下出血の疑いを手放さずにやはり腰椎穿刺による髄液検査で髄液の色調を確認すべきである．さらに，頭蓋内感染症を来たすリスクである「免疫不全」にはHIV感染や免疫抑制薬の使用など（江戸時代には考えなくてよい条件）のほかにも，血糖コントロール不良や逆に極端な偏食による栄養障害などいつでもありうる状態も含まれることを念頭に置いておきたい．そして，動脈の血栓症である脳梗塞と異なり，脳静脈血栓症ならば，神経脱落症状を来たしにくく主訴が頭痛だけの場合もある．静脈血栓のリスクには脱水のほかに，痩せるための利尿薬・下剤の乱用など，こちらから聞かなければ聴取できない習慣などもある．**「毎度おなじみの頭痛」という確認が取れない限り，現代の診療では「頭痛」を主訴にした初回の病院受診で，検査をためらう理由はない**．なお，国際頭痛分類において「精神疾患による頭痛」もまた二次性頭痛に位置付けられているがこれは検査では同定できない．二次性頭痛を疑う項目を表6-1に列挙した．

　片頭痛は年余にわたる慢性でかつ発作性という性質上「初回病院受診」ではなく，当院は初診だけども他院はかかっているという方が，初診の半数以上を占める現状がある．「CTとMRIを先月受け異常がないと言われたが，その後も頭痛に身構える日常は続くので，今月の頭痛にはもっと良い設備での検査を求めて新たな病院に来た」という頭痛持ちが待合室にあふれるありふれた診療場面におい

JCOPY 498-32854

表6-1 二次性頭痛を疑うチェックポイント

問診内容	診察所見	既往歴
・突然発症	・神経脱落症状	・悪性腫瘍
・人生最大の痛み	（意識障害・麻痺など）	・免疫不全
・いつもと異なる痛み	・発熱	・コントロール不良の糖尿病
・痛みの増加がある	・髄膜刺激徴候	・過度のダイエット
・50歳以上で初発	・精神症状	・外傷
・同日中の再受診		・精神疾患

て，江戸時代への留学経験がきっと活かされるだろう．じっくりとした問診と豊富な知識，そして共感で安心させてあげたい．

ここで一つ注意すべき点は，「繰り返す受診」を即「片頭痛などの一次性頭痛」と結論づけないことである．**2度目以降の受診の中でも，「いつもの頭痛とは違う」という二次性頭痛のキーワードがある連日の受診や，キーワードさえはっきりとつかめない（患者さんがうまく伝えられない）にも関わらず，「同日中の再受診」をした場合には，注意をしなければならない．**慣習的に「後医は名医」と言われるが，初回の受診では二次性頭痛を疑う頭痛に該当しない性質のようであったものが，病状の進行によって変化していく場合がある．例えばくも膜下出血における警告出血とその後の大出血などである．脳の実質内出血も分単位でじわじわと進行してくることを第1章で学んだ．画像では一定量の出血がなければ可視化されてこない．時間の経過で典型所見がそろって初めて診断がつくことが，いくらでもある．

さて一方で，数年来，時には数十年来の慢性頭痛もまた，繰り返す受診行動につながる．毎月の頭痛薬が思うように効かない，あるいは薬は効いて楽にはなるが一定の頻度で頭痛が来てまた薬を飲むということを繰り返す日々への不安によって，不必要な反復受診，不必要な頭部画像検査が繰り返されていることがある．「検査で異常がない」という説明では，症状があるため万障お繰り合わせの上で病院に来院した働き盛りの患者さんの中には，「あなたは病気じゃないのに学校や仕事を休んで病院に来た」と言われたように感じてしまい，自分が払った犠牲と結果説明とが釣り合わず腑に落ちない人もいる．オリヴァー・サックス医師Sacks Oは著書『サックス博士の片頭痛大全（Migraine）』の序文で「薬が効果をあげる患者もいれば，医師である私が注意や興味を向けることで魔法のように

症状が改善する患者もいる」と記載している[9]．反復性の頭痛は，時間留学中でも現代でも，**傾聴すること，さらには医者，中でも頭痛に関する知識が豊富な医者が患者さんの訴えに興味を抱くこと自体が，治療につながる**．つまり「治療的診断」（注：「診断的治療」のもじり）が成立する疾患であり，頭痛患者さんに関する知識と患者さんからの疑問への説明習慣を身につけて，丸腰診療の本領発揮といきたい．

🎱 前兆のない片頭痛

国際頭痛分類 ICHD-3 では，それぞれの片頭痛の診断基準は層構造となっており，基盤である「前兆のない片頭痛」の基準を満たすことからすべてのタイプの片頭痛の診断が始まる．表 6-2 に「前兆のない片頭痛」と「前兆のある片頭痛」の診断基準を並べてみた．「前兆のある片頭痛」の診断基準は「前兆のない片頭痛」との対比ではなく，「前兆のない片頭痛」での頭痛を満たした上で，初めて成立する診断となる．だから本来は 2 階建ての診断基準というわけなので，成書では縦に並んでいることが多いが今回の表ではあえて左右に並べてみた．

🦴表 6-2 片頭痛の診断基準

前兆のない片頭痛	前兆のある片頭痛
A. B 〜 D を満たす発作が 5 回以上ある **B.** 頭痛発作の持続時間は 4 〜 72 時間（未治療もしくは治療が無効の場合） **C.** 頭痛は以下の 4 つの特徴の少なくとも 2 項目を満たす 　①片側性 　②拍動性 　③中等度〜重度の頭痛 　④日常的な動作（歩行や階段昇降など）により頭痛が増悪する，あるいは頭痛のために日常的な動作を避ける **D.** 頭痛発作中に少なくとも以下の 1 項目を満たす 　①悪心または嘔吐（あるいはその両方） 　②光過敏および音過敏 **E.** ほかに最適な ICHD-3 の診断がない	**A.** B および C を満たす発作が 2 回以上ある **B.** 以下の完全可逆性前兆症状が 1 つ以上ある 　①視覚症状　　④運動症状 　②感覚症状　　⑤脳幹症状 　③言語症状　　⑥網膜症状 **C.** 以下の 6 つの特徴の少なくとも 3 項目を満たす 　①少なくとも 1 つの前兆症状は 5 分以上かけて徐々に進展する 　②2 つ以上の前兆が引き続き生じる 　③それぞれの前兆症状は 5 〜 60 分持続する 　④少なくとも 1 つの前兆症状は片側性である 　⑤少なくとも 1 つの前兆症状は陽性症状である 　⑥前兆に伴って，あるいは前兆出現後 60 分以内に頭痛が発現する **D.** ほかに最適な ICHD-3 の診断がない

（日本頭痛学会訳. 国際頭痛分類. 第 3 版. 東京: 医学書院; 2018. p.3, 5）

JCOPY 498-32854

月経周期が安定している女性患者さんでは，月経前とそこから2週間隔てた排卵前後に頭痛が起きやすいという周期を持つ[4]．発作が3ヶ月以上でかつ頻度が月15日以上である場合には「前兆のない片頭痛」に加えて「慢性片頭痛」として診断される．ただし，「前兆のない片頭痛」は対症療法薬の内服回数が多いと重症化しやすく，この頻度で内服している場合には「薬物乱用頭痛」と診断する．「薬物乱用頭痛」ではその隔日以上の対症療法薬の内服を止めていただくことが治療となる．

🐚 前兆のある片頭痛

　「前兆のある片頭痛」のサブ分類として以前あった「前兆遷延性片頭痛」と「突発性前兆を伴う片頭痛」という名称は廃止され，現在の診断基準は前兆の持続時間が，「片頭痛の前兆」たる基本を成すことになった．**片頭痛の前兆は1つあたり「5分以上，60分以内」という持続時間で定義されている．これにより，病歴からてんかんや脳卒中との鑑別が可能である．**例えば視覚性前兆に加えて感覚性前兆が起こり，運動性前兆に進展するタイプの場合には3×60分間で，最長72時間前兆が持続する．なお，医学には例外は必ず存在し，ICHD-3の「付録」には持続時間が数日などの例外的な前兆現象は「片頭痛前兆重積」として残されている．

　前兆には頻度の順から，視覚性前兆，感覚性前兆，言語性前兆の3つが「典型的前兆」とされている．前兆がこの3つのいずれかの場合，続く頭痛の性状別に「典型的前兆に片頭痛を伴う片頭痛」，「典型的前兆に頭痛を伴うもの」，「典型的前兆のみで頭痛を伴わないもの」と3亜型が存在する．前兆の後に頭痛が来ないものは女性より男性に多く，暗点発作を繰り返す患者群では男性の12%，女性の0.7%で続く頭痛がなかったという報告もある[4]．典型的前兆のほか，「前兆のある片頭痛」には，「脳幹性前兆を伴う片頭痛」，「片麻痺性片頭痛」，「網膜片頭痛」がある．これらは頻度が低く，サックスが"Migraine"を書くまでに診療した頭痛患者1200人のうち，片麻痺性片頭痛と診断できる者はわずかに2人だったという[9]．

　前兆は脳の皮質および脳幹，つまり灰白質を起源としたいかなる脳部位の巣症状も原理的には来たしうるが，持続時間のほかにも原則がある．**可逆的である（＝後遺症を残さない）こと，後頭葉からほかの脳部位へゆっくりと進展するため，**

どの前兆を呈する患者さんでも基本的には視覚性前兆体験を伴う・既往がある，というものである．この原則は，てんかんと脳卒中との対比において，極めて重要である．この原則ならびに1940年代のウサギを用いた動物実験から，片頭痛の前兆は「皮質拡延性抑制 cortical depression」という現象なのではないかと考えられてきた．頭痛発作中にたまたま施行されたPETによって，この皮質拡延性抑制は後頭葉から始まり，ゆっくりと両側性に前方へと広がる脳皮質の連続的局所機能低下（血流低下）であることがいまでは証明されている[10]．皮質拡延性抑制のこのゆっくりとした進行という持続時間が，前兆の肝となる．

　前兆の原則に従えば，「めまいに続いてバタンと倒れ，倒れた直後にガバッと起き上がった頭痛持ち」という経過に「脳幹性前兆を伴う片頭痛」は疑わず，起立性低血圧や迷走神経反射を疑う．起立性低血圧と繰り返す失神は片頭痛持ちに併存しやすい[11]．また「職場で意識障害を来たし搬送され，傾眠があることから入院し，翌朝，頭痛の中で目覚め，発作前にめまい・耳鳴りがあった」という経過にも第一に「脳幹性前兆を伴う片頭痛」を疑うということはない．今度は経過時間が翌朝までと，一般的な前兆としては長すぎる．薬剤性意識障害や頭蓋内病変が否定されたならば，てんかんを疑わなければならない経過である．てんかん患者さんには発作前後の頭痛が生じやすく，片頭痛様であることも多い[12]．

　「1分ほど右手が硬直して思うように動かせなかった頭痛持ち」という経過では「片麻痺性片頭痛」は疑えず，むしろ持続時間から，焦点性てんかんを疑う経過である．しかし実はこの鑑別は症例によっては袋小路に入り込むかもしれない．というのも，片麻痺性片頭痛の原因遺伝子として判明している *ATP1A2*, *SCN1A*, *CACNA1A* はてんかんや熱性痙攣の原因遺伝子でもあり，そもそも皮質拡延性抑制という現象とてんかんの発作波の病態生理には類似性があるという指摘もある[13]．

🔵 片頭痛の前兆あれこれ

　「閃輝暗点」はルイス・キャロルも芥川龍之介も見たという[14,15]．視野の端にジグザグ模様の光が出現し，だんだん広がりを見せ，ジグザグの近傍から見えづらくなり，やがて視野の半分を越えるほどに見えづらさが広がると，頭痛が来る．閃輝暗点にもいろいろな種類があり，三角のジグザグだったり，お城の上の四角い凹みの連続だったりする．中には閃輝がなく暗点のみのものもあり，暗点は丸

JCOPY 498-32854

のみならず三角や四角などのモチーフだったりもする．前兆というものは不可思議であるため，頭痛自体は日常生活に支障を来さない頻度である場合にも受診のきっかけとなる．

　一方で，あまりにも日常からかけ離れているため，病院にかかることに迷いをもたらす場合もある．別の疾患で通院中の方の付き添いのご家族さんから「つかぬことを伺いますが，目の中にほくろができて痛くなるのですが何科にかかればいいのでしょうか」と相談をされたことがある．目の中のほくろとは恐ろしげだと早速眼球を肉眼診察しても見当たらない．聞けば，黒い円形のほくろが時々出てきて視野の中でだんだん大きくなり，片側の眼が痛み，頭痛になる，動けないほど痛くて寝込んでしまうとのことであった．典型的な視覚性前兆に続く片頭痛である．にも関わらず，人様にうかつに話せない秘密のできごとと考え受診を躊躇している方もいるようだ．

　前兆の中でも視覚性前兆だけを経験する人が大多数で，3割ほどの人が視覚性前兆に加えて，他の何らかの前兆を持つ．視覚性前兆の次に多い前兆は感覚性前兆とされている[5]．片側性で，手と口がジンジンとしびれたりチクチクしたりし，舌に広がり，やがてチクチクしていた部位の感覚低下を自覚し，そのうち戻るというものが多い．（手と口というパターンは "chiero-oral distribution" と呼ばれている．一次感覚野のホムンクルスでは，手と口，舌が連続して並んでいる．）足や体幹に来ることもある．発作の度に症状が出る左右は異なる．両側に生じることもある．**このしびれが頭痛発作と関連していると自分自身で気づく片頭痛患者さんは極めて少ない．**

　視覚性前兆，感覚性前兆に加えて言語性前兆を持つ患者さんが2割ほどいるとされている．周りの話している言葉が遠のく感じで理解できない，という場合や，話そうと思っても言葉が思い出せないなど，失語症の症状を来たす．持続時間は同じく通常5分以上60分以内である．

　最も少ない前兆が運動性の前兆で，1割ほどとされている[4]．ほとんどが片麻痺であるので「家族性/孤発性片麻痺性片頭痛」と呼ばれているが，稀に両側性の脱力感を来たす人もいる．同様に頻度の低い「脳幹性前兆を伴う片頭痛」の前兆症状は，めまい，構音障害，耳鳴，難聴，複視，失調，意識障害などとされている[5]．こうした珍しい前兆も，視覚性および感覚性前兆に "加えて" 起こる．つまり，**視覚性前兆もしくは感覚性前兆を人生で一度も経験したことのない「片**

第6章 ● ろくろ首─片頭痛

表 6-3 片頭痛の前兆一覧

前兆	症状	責任病巣
視覚性	光視，視野欠損，歪視，視覚性保続，中心性視野狭窄	後頭葉
感覚性	異常知覚（しびれ・チクチク），知覚脱失	頭頂葉
失語症	言葉が出ない，言葉が理解できない	前頭葉，側頭葉
運動性	片麻痺性片頭痛	前頭葉
無視，失認	半側空間無視や地誌的空間失認	頭頂葉
感情	激怒，不安，ハイテンション	扁桃体
幻臭	焦げた臭いなど	嗅球
健忘	ど忘れ（物をなくす，エピソード記憶障害）	海馬

麻痺性片頭痛」「脳幹性前兆を伴う片頭痛」の患者さんはいない．片麻痺性片頭痛や脳幹性前兆を伴う片頭痛を疑った場合，視覚性前兆の有無を問診すればよい．

　その他の片頭痛の前兆としては，あらゆる高次脳機能障害が報告されている．半側空間無視，地誌的空間失認，爆発的な強い感情，失計算，離人症 / 現実感喪失，自動運動，失色覚，視覚性保続，一過性全健忘，幻臭，体感幻覚，歪視症，小視症，大視症，中心性視野狭窄（普段，"心因性発作"の特徴と呼ばれているもの），既視感，未視感（知っているものを知らないと感じる）など，およそ大脳皮質と辺縁系の機能すべてを網羅する（表 6-3）．

6 片頭痛の予兆あれこれ

　片頭痛には，前項までに述べた「前兆」のほかに「予兆」と呼ばれる現象もある．「前兆のない片頭痛」にも予兆があり，この予兆では心理，神経機能，全身状態に関わる様々な症状が現れ，原因としてドパミン，セロトニン系の関与が言われている[3]．光や音への過敏性，眠気や抑うつ気分，集中力の低下や頭が働かないといった活動性の低下，イライラ，激しい怒りや軽躁状態など情動の変化や活動性の亢進，食思不振や嘔気，反対に食物への過剰な欲求，頻回のあくび，頸部から肩のコリ，悪寒，便秘や下痢，口渇，頻尿，浮腫などが知られている[3,4]．予兆の出現時期は頭痛の数時間前もしくは数日前からだったり，あるいは予兆でみられるものが，頭痛発作と同時に起きたり，頭痛が終わったあとの回復期に数日見られることもある．予兆での様々な精神症状はサックスが Gowers WR や

Liveing E の過去の報告を踏まえて具体例を記載している[9]．死への恐怖や強い不安などが多いが，爆発的な怒りだったり，突然愉快な気持ちになる人や，ほとんど宗教的な歓喜と畏敬を抱く例などが挙げられている．

頭痛で脳神経内科に通院する患者さんの中には，「パニック障害と診断されている」という方は実際とても多い．精神科側から，片頭痛やその他の重度頭痛を持つ患者さんにパニック障害がどれほどあるのか，あるいはパニック障害の患者さんにどれほど頭痛持ちがいるのか調べたという報告があり，頭痛とパニック障害の併存率の高さが報告されている[16]．精神科医の見解としては両者ともに抗うつ薬が奏効することもあり，誘発環境要因や遺伝的背景に共通のものがあるのではないかと提案されていた．同一の現象を別の名前で呼んでいる可能性についての指摘はなかった．死への恐怖だけがパニック発作で，怒りの爆発のほうは片頭痛の予兆という局面が想定されてしまう．ひょっとすると片頭痛持ちというだけでも説明できるのではないかという患者さんにも出会うが，精神科医の診療を受けられていることは大変ありがたく，パニック障害という診断名で落ち着いている場合にあえて新たな説を伝えて混乱させる必要はない．臨床医としては脳神経内科側からも提出されるエビデンスをいましばらく待てばよいと思っている．

患者さんの中には，予兆による症状を主訴に来院されることもある．予兆にドパミン系の関与があることから，治療にドンペリドンを用いるとする記載もあるが[3]，若年女性（40代までルーチンで配慮）に対しては常に妊娠予定の可能性を考慮し，ドンペリドンが持つ胎児への催奇形性は忘れてはならない．薬物療法以上に，**患者さん本人が上記の様々な予兆を片頭痛に関連したものだと気づいていることはめったにない**ため，医者が予兆というものの存在を知って，「爆発的な怒りや不安，あるいは風邪でもないのに悪寒戦慄や便秘と下痢などを繰り返すことがあること，普段は聡明な方が集中力の低下で何もできなくなる日があること

表 6-4 片頭痛の予兆一覧

情動変化	抑うつ，軽躁，怒り，不安
活動性変化	眠気，あくび，集中力低下
食欲変化	食思不振，特定の食物への過剰な欲求，嘔気
自律神経症状	便秘・下痢，口渇，頻尿，浮腫，悪寒
不快症状	首・肩こり，アロディニア（皮膚のヒリヒリ），光・音過敏，めまい

は，片頭痛特有の関連症状であり，特殊な人格だったり重病だったりするわけではない」と説明することで，**患者さんが生活の中でそれらの症状とうまく向き合えるように導くことができる**．これしきの説明には認知行動療法ほどの時間も要さないので，片頭痛という現象の幅広さが広く知られればよいと思っている（表6-4）．

🐚 片頭痛とめまい

　めまいには，回転性めまい vertigo，すなわち動きの錯覚と，浮動性めまい dizziness，すなわち動きに対する過敏性や不安定性と不快感があることがよく知られている．以前はどちらの性状かで，中枢由来か中耳由来かわかると言われていたが，現在ではめまいの原因器官を突き止めるために vertigo か dizziness かを区別することには意味がない．どちらのめまい発作も片頭痛の患者さんに起きやすいことが知られている．近年の疫学調査で，頭痛外来に通院する患者さんの9%がめまい持ちであり，めまい外来に通院する患者さんの7%が片頭痛によるめまいであったと判明した[17]．**めまい外来での7%という数字は，めまい症の原因の中で片頭痛こそが最多ということを示すものである**[15]．疫学調査を踏まえて ICHD-3 からは付録に「前庭性片頭痛 vestibular migraine」の診断基準が設けられた．頭痛持ちの約10人中1人にめまい，めまい持ちの14人中1人に頭痛という現在の疫学が示す数字でさえ過小評価であると考えられており，本当の疫学調査は，診断基準が設定された今後，判明するであろう．診断基準は基本的に5回以上の頭痛発作と5分から72時間持続する前庭症状があることとされている．頭痛は「前兆のある片頭痛」のみならず「前兆のない片頭痛」も含まれる．前庭症状には，耳鼻科との連携を踏まえて，国際平衡医学学会の分類を定義として採用している．すなわち，自分の内部が動いているような感覚（内部性めまい）か，周囲が回ったり揺れたりしているような感覚（外部性めまい）が自発的に起きるもの，頭位変換後に起こる頭位性めまい，複雑だったり大きな動きだったりする視覚刺激により誘発される視覚誘発性めまい，悪心を伴う頭位変換性めまい感とされている．発作持続時間は本文で5分から72時間とされているものの，注釈では，これまでの疫学上，数分，数時間，数日がそれぞれ3割ずつで，残りの1割は数秒であったため，持続時間が数秒の患者さんでは発作が繰り返し認められる期間全体を発作持続時間とする，とされている[5]．「頭を動か

すと数秒持続するめまい」は通常「良性発作性頭位めまい症」と診断されていると思われ，ICHD-3 の付録においても，前庭性片頭痛と良性発作性頭位めまい症との異同や病態の関連性についての議論を提案している．耳閉感，耳鳴，一時的難聴の合併も前庭性片頭痛の 4 割弱にあるとされており[17]，Ménière 病とも病態の関連性について議論の余地を残している．頭痛発作の既往に加え，聴力の低下が永続的なのか，あるいは一時的なのかが現時点での鑑別点であろう．しかし耳鼻科からの報告では，そもそも耳鳴や突発性難聴などの合併が片頭痛に多いという観察から "cochlear migraine" なる疾患概念の提案さえされ出した[18]．「めまい・耳鳴」の診断は劇的に変化している過渡期なのである．

「不安」の合併が片頭痛にもめまい症にも多いことから，「片頭痛-不安-関連めまい症　migraine-anxiety-related dizziness」という概念もまた提案されている[17]．「漠然とした不安」という症状をこれまでのように放置するか精神科まかせにするかの二択と捉えず，自身の身体の位置と重力とを統合する中枢の機能障害であるめまいと，片頭痛という脳の局在症状を様々な形で引き起こす機能障害と関連づけることで，「不安」も局在を持った神経症状であると考えていく足がかりとなるだろう．

🌀 片頭痛の関連症状あれこれ

片頭痛では，めまいや情動の変化のほか，「アロディニア」という症状もあることもまた，一般には知られていない．風が吹く，髪を梳かす，ヒゲを剃る，服を着る，シャワーを浴びるなど普段では痛みとならないような皮膚刺激が体の一部で急に痛みとなってしまう現象で，これを主訴に脳神経内科に来院される患者さんも多い．片頭痛患者さん 1 万人強を対象にした調査で，実に 63.2% にこのアロディニアの経験があったとされている[19]．これまた治療法は特にないが，片頭痛に伴う場合は，時期が過ぎるのを待てば元に戻る．

そのほか，片頭痛は全身疾患との関連が言われている．片頭痛の患者さんに有意に合併率の高い併存疾患として，これまで述べたように，起立性低血圧，失神，てんかんがある．そのほかに，アレルギー疾患，喘息，僧帽弁逸脱症，高血圧，心筋梗塞，うつ病，過敏性腸症候群，消化管潰瘍，脳卒中なども言われている[4]．

片頭痛の誘発要因

片頭痛の誘因としては，光，音，におい，飲酒，ストレス，睡眠不足，運動不足，食事内容，脱水，暑さ，空腹，喫煙，副流煙などが挙げられている[20,21]．これらの避けられる要素が誘因となる場合には避けていただくことが発作予防，治療となる．一方で，避けようがない片頭痛の誘因がある．天候である[22]．

大気圧は片頭痛の頻度と関連がある．だいたいいつも忘れているが，私たちは暗くて広く冷たい宇宙に，ポツンと浮かんだ青い地球で，500 km 厚の大気に包まれて暮らしているのである．スマホアプリの頭痛ダイアリーでは気圧の変化と連動させて予測してくれるものもあると患者さんから教えていただいた．また，医局の先輩から，頭痛患者さん方は低気圧への変化の 2 日前から感知できるのだよと常々聞いていたがこの度その論文を見つけたので読んでみた．たいへんローカルなデータなのだが，宇都宮地方気象台から 10 km 圏内に生活する片頭痛患者さん 28 人の頭痛ダイアリーと気圧の変化を分析すると，月平均気圧での頭痛頻度に違いはなく，気圧変化の当日にも頭痛頻度は増えなかったが，**5 hPa 以上の低気圧性変化の前日と前々日に頭痛頻度が増えることがわかった**[23]．**現代のような天気予報技術のない時代には，片頭痛は疾患どころか，人類集団にとって重宝すべき能力であったのではなかろうか**．江戸時代にタイムスリップすると，片頭痛は集団への有益性から，案外「治療」など必要ないかもしれない．

Alice in Wonderland 症候群にて，片頭痛をおさらい

首が伸びて高いところから周囲を眺める症状が片頭痛の前兆であれば，後頭葉から始まった皮質拡延性抑制が，temporoparietal-occipital carrefour，後頭葉と頭頂葉と側頭葉とが交わるあたりまで至ると Alice in Wonderland 症候群となり，持続時間は基本 5 分から 60 分以内で，完全に可逆性である．この部位は，前庭機能の中枢も含み，その局在からも，あるいは Alice in Wonderland 症候群での身長が伸び縮みする（浮動感を伴う高さの変化）という症状からも，「前庭性片頭痛」との関連が推察されている．「前庭性片頭痛」の定義を満たす 17 人の片頭痛患者さんにおいて，Alice in Wonderland 症候群は部分症も含めると 8 割以上に認められたというパイロットスタディがある[24]．片頭痛への予防薬の使用によって頭痛のみならず Alice in Wonderland 症候群も頻度を減らすことができ

JCOPY 498-32854

たという.

空想への答え

　今回,「ろくろ首」が「Alice in Wonderland 症候群」だという仮説から, ろくろ首の目撃談ではなく, 経験談について考察した. ろくろ首と言えば振袖を着た日本髪の女性のおばけと思いがちだが, 小泉八雲も岡本綺堂も男性のろくろ首を記載している[25,26].「前兆のある片頭痛」持ちの人の体験談だという説を補強するために, ろくろ首の性差を考察してみる. 青幻舎『妖怪萬画』には「総勢150の妖怪が登場」とある[27]. 数えてみると, お歯黒や髪型, 振袖などで明らかに女性と表現されている方11例, 脇差などで男性と表現されている方6例のろくろ首の方々が収載されていた.（濡れ女など蛇体の首長除く.）……様々な絵師によるろくろ首の男女比「2：3.6」は,「前兆のある片頭痛」の男女比「2：3」に, まあ似ている. しかし絵画は第5章「絵画鑑賞」で述べたように, 様式美, お約束の世界であるので, 多数例を数えたところですなわち症例数として評価はできない. これはあくまで, 数字の上の遊びにすぎない, よね, きっと.

文学鑑賞

ルイス・キャロル Lewis Carroll
『地下の国のアリス Alice's Adventures under Ground』
（1862-64年, 手書き私家版）

　『不思議の国のアリス Alice's Adventures in Wonderland』（1865年）はディズニー映画『ふしぎの国のアリス Alice in Wonderland』（1951年）としても広く知られる傑作ファンタジーである. 数学者のCharles Lutwidge Dodgson 先生が, とある昼下がりにオックスフォード大学クライストチャーチ寮の上司のお嬢さん3人と川に遊びに行き小舟の中で即興で作ったお話が原案とされている. この時の経緯は『不思議の国のアリス』の冒頭に詩の形式で述べられている. 数年後には大人になってしま

う少女たちを引き連れて小さい冒険へ漕ぎ出した 1862 年 7 月 4 日当日には他愛のなかった一瞬が，広く読まれることで永遠まで引き伸ばされるためにこの詩はここに仕掛けられている．目的地まで到底到着しない速度で小舟は揺られ，子供たちにせがまれてその場でどうにかひねり出されたこのお話は，イラストも含めて Dodgson 先生の手書きによる『地下の国のアリス』として製本され，3 姉妹の中でも一番仲の良かった 10 歳の少女 Alice に捧げられた[28]．現在ではこの手書きの本は大英博物館が所蔵し，オンラインで閲覧が可能である，とのことで参照してみた[29]．

　アリスの挿絵は画家 John Tenniel によって描かれた奇妙な動物たちや勝気な Alice が不思議な魅力に溢れているが，Dodgson 先生の描いた絵も繊細な線画のタッチが Tenniel の絵と似ており，良さを画家がきちんと理解して描き直したということがよくわかる．Alice in Wonderland 症候群たる場面は最初の方のビスケットをかじって大きくなったり，瓶の飲み物を飲んで小さくなったりという場面や，中盤のポケットの中に残ったビスケットをかじって大きさを変えるところや，後半のキノコをかじるところなど，何度も出てくる．全身像で首が伸びている絵や，首だけになってちょこんとした手足がついているものなど様々なイラストが付されている．その中でも特に，巨大化して木を突き抜けて梢に顔を出してしまい，鳩に「蛇よー」と騒がれてしまうシーンは，にょきっと伸びた首がページの上下をすべて使う長さで描かれているものと，伸びた首がぐにゃりと曲がって鳩と会話するものとがある（図 6-2）．Tenniel の挿画以上に「ろくろ首」に似ている．というかこれは「ろくろ首」そのものではないか．ディズニー映画のこの場面では，体の大きな女の子が梢に顔を出したからって「卵を食べるならあなた蛇ね」などと言う鳩のお母さんにオーバーだなあと思っていたのだが，この絵ならろくろ首（英語で snake necked woman），飛頭蛮，いやむしろ先ほど除外してしまった蛇女，濡女でもいい，いずれに分類しようか迷うような蛇っぷりである．この挿絵と本邦のろくろ首の並びこそは，「Alice in Wonderland 症候群」の実際を正確に伝えるのではないかと戦慄した．これなら「蛇よー」と叫ばれるのも納得である．

JCOPY 498-32854

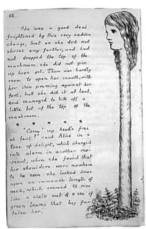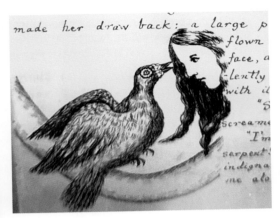

🔥 図 6-2 Carroll 直筆の伸びた Alice の首 （大英図書館所蔵[29)]）

参考文献
1) 鳥山石燕. 画図百鬼夜行 前編 陽. 国立国会図書館デジタルコレクション. https://dl.ndl.go.jp/info:ndljp/pid/2553975
2) 古谷博一. Lafcadio Hearn（ラフカディオ・ハーン）の Kwaidan（怪談）と神経内科疾患（その 1）. 神経内科. 2006; 64: 304-8.
3) Silberstein SD, Lipton RB, Dalessio DJ. Wolff's headache and other head pain. New York: Oxford University Press Inc; 2001.
4) Olesen J, Tfelt-Hansen P, Welch KMA, editors. The headaches. Philadelphia: Lippincott Williams & Wilkins; 2000.
5) 日本頭痛学会・国際頭痛分類委員会, 訳. 国際頭痛分類. 第 3 版. 東京: 医学書院; 2018.
6) Todd J. The syndrome of Alice in Wonderland. Canad MAJ. 1955; 73: 701-4.
7) Masteria G, Mancini V, Vigano A, et al. Alice in Wonderland syndrome: a clinical and pathophysiological review. Bio Med Res Int. 2016; 8243145.
8) 日本神経学会・日本頭痛学会, 監修. 慢性頭痛の診療ガイドライン 2013. 東京: 医学書院; 2013.
9) オリヴァー・サックス. 春日井晶子, 大庭紀雄, 訳. サックス博士の片頭痛大全（ハヤカワ文庫 NF）. 東京: 早川書房; 2000.
10) Woods RP, Iacoboni M, Mazziotta JC. Bilateral spreading cereral hypoperfusion during spontaneous migraine headache. N Engl J Med. 1994; 331: 1689-92.
11) Thijs RD, Kruit MC, van Buchem MA, et al. Syncope in migraine. The population-based CAMERA study. Neurology. 2006; 66: 1034-7.
12) Gameleira FT, Ataíde L Jr, Raposo MCF. Relations between epileptic sei-

zures and headaches. Seizure. 2013; 22: 622-6.

13) Zarcone D, Corbetta S. Shared mechanisms of epilepsy, migraine and affective disorders. Neurol Sci. 2017; 38: S73-6.

14) 豊倉康夫. 芸術と文学にみられる神経学的作品. 東京: ノバルティスファーマ; 2004.

15) 岩田　誠. 神経内科医の文学診断. 東京: 白水社; 2008.

16) Breslau N, Schultz LR, Stewart WF, et al. Headache types and panic disorder. Directionality and specificity. Neurology. 2001; 56: 350-4.

17) Dieterich M, Obermann M, Celebisoy N. Vestibular migraine: the most frequent entity of episodic vertigo. J Neurol. 2016; 263: S82-9.

18) Hwang JH, Tsai SJ, Liu TC, et al. Association of tinnitus and other cochlear disorders with a history of migraines. JAMA Otolaryngol Head Neck Surg. 2018; 144: 712-7.

19) Lipton RB, Bigal ME, Ashina S, et al. Cutaneous allodynia in the migraine population. Ann Neurol. 2008; 63: 148-58.

20) Kelman L. The triggers or precipitants of the acute migraine attack. Cephalalgia. 2007; 27: 394-402.

21) Taylor FR. Tobacco, nicotine, and headache. Headache. 2015; 55: 1028-44.

22) Friedman DI, de ver Dye T. Migraine and the environment. Headache. 2009; 49: 941-52.

23) Kimoto K, Aiba S, Takashima R, et al. Influence of barometric pressure in patients with migraine headache. Intern Med. 2011; 50: 1923-8.

24) Beh SC, Masrour S, Smith SV, et al. Clinical characteristics of Alice in Wonderland syndrome in a cohort with vestibular migraine. Neurol Clin Pract. 2018; 8: 389-96.

25) 小泉八雲. 平川祐弘, 編. 怪談・奇談 (講談社学術文庫). 東京: 講談社; 1990.

26) 岡本綺堂. 中国怪奇小説集 新装版 (光文社文庫). 東京: 光文社; 2006.

27) 和田京子, 編. 妖怪萬画─第 1 巻 妖怪たちの競演編, 第 2 巻 絵師たちの競演編. 京都: 青幻舎; 2012.

28) ルイス・キャロル. 安井　泉, 訳. 地下の国のアリス. 東京: 新書館; 2005.

29) The British Library Online Gallery. Alice's Adventures Under Ground. http://www.bl.uk/onlinegallery/ttp/alice/accessible/introduction.html

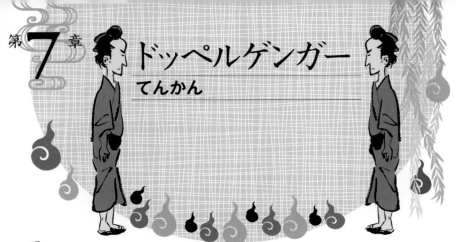

第7章 ドッペルゲンガー
てんかん

出典

只野真葛「影の病」『奥州波奈志』（江戸時代後期, 文化年間, 19 世紀）

症例

北勇治と云ひし人，外より帰りて我が居間の戸を開きて見れば押かかりて人有り．誰ならん，我が留守にしも，かく立籠めて馴顔に振舞ふは，怪しきことと，しばし見居たるに，髪の結ひやう衣類帯に至るまで，我常に着し物にて，我が後影を見しことはなけれど，寸分違はじと思はれたり．（中略）それより勇治病気つきて，其年の内に死したり．（文献 1 より改変引用）

現代語訳

　遠い親戚の人に起きた話だが，外出先から帰って居間の戸を開けると誰かがいる．後ろ姿なので誰かわからないが留守に我が物顔で自分の部屋のようにふるまうのはおかしい．よく見てみると，髪型も服も自分と同じだ．自分の後ろ姿を見たことはないが，これは自分自身に完全に一致するとふいに気づいてハッとした．自分自身の後ろ姿はそのまま立ち上がり音もなくスッと出て行った．…その後，自分の後ろ姿を目撃したその人は病気になり年内に亡くなってしまった．

空想

　見てはいけないドッペルゲンガー，江戸時代から言われていたのか．アメリカのとある大統領が死の前夜に見たと小学生の時テレビで観て，とにかく怖かったドッペルゲンガー．だが大人になれば，あんな話は嘘八百で，ただのそっくりさんだったんだよと思って過ごしてきた．しかし脳神経内医になってみるとびっくり仰天，ドッペルゲンガーが現代医学の対象で，3型に分類されていた！ 脳機能の局在に関係していそうだ．局在に関連してこの期にてんかんについても学ぼう．

> **Q1.** 抽出される経過・所見を述べよ．
> **Q2.** 考えられる疾患を挙げよ．
> **Q3.** 診断に必要な追加情報・身体所見を述べよ．

A1.　髪型と服装や振る舞いから自分自身であると思われる人を見てしまった．向こうとコミュニケーションはとれなかった．その体験を家族に語り，しばらくしてから亡くなった．

A2.　ドッペルゲンガーは，医学用語で言えば自己像幻視である．自己像幻視はてんかん，脳挫傷，脳腫瘍，片頭痛の前兆など，主に局在性脳機能障害において聴取される自覚症状である．精神科では精神疾患でも聴取されるという．

A3.　自己像幻視の出現状況について問診したい．痙攣や片頭痛発作が続くことがあるかどうか．てんかん発作前の前兆として現れるのか，発作中に現れるのか，それとも発作後の朦朧状態で現れるのか．また持続時間は1分以内なのか，数分から1時間ほど続くのか．交通事故や転落による頭部外傷の既往を問診したい．脳腫瘍の存在の有無には高血圧・徐脈や，眼底の乳頭浮腫など，頭蓋内圧亢進症状について診察する．また，麻痺などその他の局在症状がないかどうか確認する．精神疾患についてはその他の体系的な妄想や幻聴の有無などを確認する．

JCOPY 498-32854

現代例提示─てんかん発作と連動のない自己像幻視

30歳代女性.

主訴：不思議な体験をする.

現病歴：子供の頃から頭痛や腹痛で学校を休むことがあった．人混みが苦手で，スーパーに行くとめまいがする．10代の終わりから風景が歪むといっためまいのような前兆に続いて意識を失い痙攣するという発作を半年に1度ほど経験するようになり，てんかんの診断にて内服加療が開始された．加療開始後，発作はなく経過している．寝入り端に兵隊さんを見ることがあったり，肝試しに行くと見てはいけないものを見ちゃったり，何かと不思議な体験をするタチである．小学生の頃，下校時に道路の反対側の人混みの中に，自分とまったく同じ服装・同じ髪型の少女が歩いているのを見たことがある．あれは自分だとハッとしたが今でも意味がわからない．

解説

　近代医学における自己像幻視の最初の報告は，膀胱癌を患った医者に繰り返し自己の姿の幻視が現れ，癌がいよいよ進行し寝たきりとなった後には消失した，という1891年のFéré Cによる症例報告まで遡れると古川哲雄医師が指摘している[2]．Féréは自己像幻視の最古の記録は紀元前のアリストテレス　Aristotelesまで遡ることができ，ゲーテ　Goethe JWも自分自身が馬に乗ってやってくるのを見てしまったことがあるのだと記載している．

　現代医学では，20世紀半ばから，てんかんに伴う幻覚・精神症状として症例が集積されてきた歴史がある[3]．脳腫瘍や脳挫傷後のてんかんのほか，特発性のてんかん，片頭痛の前兆，統合失調症や躁病などの精神疾患，下肢切断後，まったくの健常者（以上文献4），皮質異形成[5]，脳血管障害，脳血管奇形[6]などで報告されている．本章では自己像幻視の分類を述べるとともに，頻度の高い脳神経疾患である「てんかん」について概説したい．

⚫ 自己像幻視

　自分の姿を見た，と感じる現象は，3型に分類されている（図7-1）．姿の目撃

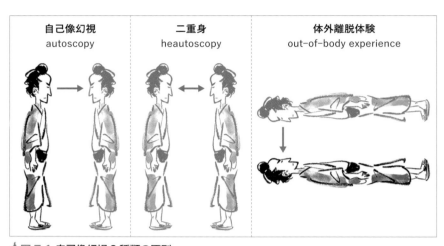

図 7-1 自己像幻視 3 種類の区別
（Blanke O, et al. Brain Res Rev. 2005; 50: 184-99[6]）より改変）

という幻視に加えて，それが自己だと直感してしまうのは「autoscopy」（翻訳は，自己像幻視．大分類でもサブ分類でも同じ日本語になってしまうのでここではサブ分類に限り autoscopy としておく）と呼ばれている．いわゆる都市伝説の恐怖対象である「ドッペルゲンガー」と言えば通常これを指すように思う．第 2 の自己像幻視には，幻の自己と本物の自己との二ヶ所に自分が分断され，お互いの思考が侵入し合う感じをいだく「heautoscopy」（適切な日本語訳がまだない）ということさら奇妙な現象がある．第 3 の自己像幻視は，都市伝説では「幽体離脱」としてお馴染みの，意識が自分の体を飛び出してしまい置き去りにした身体を目撃する「体外離脱体験 out-of-body experience」である[5]．この 3 つはそれぞれの症状が経過の中でオーバーラップする場合もあれば，責任病巣もオーバーラップしているが，責任病巣については複数例から代表的な脳局在が抽出もしくは推定されており，autoscopy では後頭葉，heautoscopy では左側頭葉，体外離脱体験では右側頭頭頂接合部，とされている．

　1980 年代の論文に，てんかん患者さん 158 人（うち焦点性てんかん 131 人，全般性てんかん 27 人）に前方視的に問診をしたところ，10 人から自己像幻視が聴取され，9 人が体外離脱体験，1 人が heautoscopy であったという．この 10 人には自動車事故での誘発が複数含まれていたが，てんかん発作中の誘発の場合

JCOPY 498-32854

には，発作中の自分を目撃したというものもあった[4]．その後41例の既報告例
を解析した報告では，autoscopy と heautoscopy の 8 割以上が立位での誘発であ
ったのに対し，体外離脱体験は臥位での誘発が 8 割であったとしている[6]．現実
感は autoscopy で乏しく，逆に heautoscopy と体外離脱体験では鮮明である．大
部分が不快感を伴う現象である heautoscopy 症例では，左側頭葉病変に起始を持
つ焦点てんかんを有することが多いため，言語野を巻き込みやすく，発話失行な
どの言語障害を伴うとともに，heautoscopy が語りかけてくるという幻聴も伴う
のではないかとされている．Heautoscopy という現象の本質は，左側頭葉障害に
よる，情動や内省を伴う身体の体性感覚シグナルと視覚–体性感覚の統合の障害
と思われ，そこに自己と他者とを区別する仕組みがあるのではないかと考察され
ている[5]．Autoscopy は最も報告例が少なく，病変や病因はばらついていたが，
右後頭葉の病変によるものが複数であった．

　自己像幻視には幻視という視覚経路の要素，自己と他者の区別という自己認
識，さらに対象への「親近感」の歪みという扁桃体など辺縁系を介した情動変化
（親近感が極度に極まったものが，自己である），ありえない場所に自己が飛び出
てしまったという前庭感覚の要素，ありえないことへの整合性という視覚–身体
感覚の統合という要素が複雑に絡み合いそれぞれの症状が出る．病変が視覚経路
と扁桃体などに限局するならば autoscopy となり，加えて自己の同定機能の異常
があれば heautoscopy に，より広く側頭・頭頂葉の前庭機能障害も巻き込めば体
外離脱体験になると概略できる．体外離脱体験は頻度が高く，脳神経内科外来で
診察室に座っていれば，自然と聴取される比較的 "身近な" 自己像幻視であり，
最も解明も進んでいるので，第 9 章で再び述べる．

🐌 自己像幻視 3 型分類のおさらい

　おさらいの必要性はともかく，折角なので文学例を自己像幻視 3 型に分類して
みることにした．本章冒頭の江戸時代の文献の古典症例は，自分自身だと直感す
る幻影を目撃した，という記載であり，「autoscopy」にあたると考えられる．
Wikipedia の「ドッペルゲンガー」のページには「作品中のドッペルゲンガー」
の項があり，絵画や文学作品が多数紹介されていた[7]．そのうちの数編の作品の
要旨を挙げたので分類を試みてみないか．解答は表7-1 の下段に載せた．なお，
ここに挙げた小説は文学的技巧や作家の知識の反映が濃厚であると読めるので今

表7-1 自己像幻視3種の概略

	Autoscopy	Heautoscopy	体外離脱体験
視点	自己に留まったまま	自己と幻覚のどちらにも意識がある	幻覚のほうに自己意識がある
見える自分自身	稀に動く，見えるのみ	しばしば動く，時に会話する	動かない，見えるのみ
現実感	薄い	はっきりしている	はっきりしている
随伴感情	不快（恐怖）	不快（恐怖・嫌悪）	幸福・爽快，時に恐怖
幻覚	幻視	情動障害，身体体性感覚統合障害	視覚−体性感覚の錯覚，前庭覚の異常，多感覚統合障害
責任病巣	後頭葉（右＞左）	左側頭葉，島皮質＞左頭頂葉	右側頭＞右頭頂葉，右角回
文学例	只野真葛「影の病」芥川龍之介「二つの手紙」	ポー「ウィリアム・ウィルソン」	梶井基次郎「泥濘」

回，作家本人の病跡学的探求はしない．

1. 芥川龍之介「二つの手紙」（1917 年）

　ドッペルゲンガーについての小文であり，過去事例をゲーテから挙げている[8]．自分と妻の2人セットのドッペルゲンガーを3回見てしまった，という恐怖を警察宛の手紙にした，という話．頭痛が語られ，ドッペルゲンガーを見る直前に胃痙攣，あるいは「恐ろしい感じ」の**「あの前兆（太字原文ママ）」**がくるとあり，側頭葉てんかんや時間経過次第では片頭痛を思わせる描写もあった．

2. 梶井基次郎「泥濘」（1925 年）

　歩行中に影への親しい気持ちがわけもなく訪れ「どうしてなんだらう」と思っていると突然，影の中から現れた気配にその影が実は自分自身であるのだと直感し「自分が歩いてゆく！そしてこちらの自分は月のやうな位置からその自分を眺めてゐる」中で眩暈と不安が生じたというものである[9]．本体の位置が上空にある．立位でのこの型の誘発は少し珍しい．鏡の中の自分自身の顔が急に変形したり友人の顔が遠のく感じ，誰だかわからなくなる感じがあったり，母の声色に対する疎外感や嫌悪感が突然襲ってくることも記載しており，こちらもまるで側頭

JCOPY 498-32854

葉内側から後頭葉と頭頂葉に広がるてんかん発作に似ている.

3. エドガー・アラン・ポオ　Poe EA「ウィリアム・ウィルソン」（1839 年）

　自分そっくりの者の突然の出現に苛立ち，口論し，だんだんどちらが自分自身か混乱していく中で一方を刺し殺すと自分が刺されており「よく見るがよい−結局君がいかに完全に自分自身を殺してしまったかをな」という宣言で終わる[10].
2 人の自己のうちどちらが幻覚かはっきりとはわからない．苛立ちと嫌悪感が，主体のものなのか客体のものなのか混沌とした中で次第に恐怖が増大していく完璧なホラーである．

4. ドストエフスキー『二重人格』（1846 年）

　原題が『ドッペルゲンガー』であるとのこと．自己同士が会話できるまでは heautoscopy かと思っていたが数がどんどん増殖し，周囲の者から見ても彼は増殖しているので[11]，純粋に技巧を凝らした文学作品以外のなにものでもない．役立たずの医者が登場するのが面白い．

5. オスカー・ワイルド　Wilde O『ドリアン・グレイの肖像』（1891 年）

　美青年の肖像画が本人の行いを反映して醜く歪んでいく[12]．これまた技巧を凝らした文学作品以外のなにものでもなかった．

🐚 てんかんについて

　てんかんは，西洋の最初の医者とされるヒポクラテス　Hyppocrates がすでに，宗教や魔術とは切り離し，身体現象，なかでも脳由来の症状であることを指摘した[13]．紀元前のこの時から，脳の外傷が反対側の上下肢に痙攣を起こすことが観察されていた．歴史上では，ナポレオン 1 世　Napoléon Bonaparte やニュートン　Newton I のようなあらゆる分野の天才たちに天啓を与えて，歴史が塗り替えられてきたという点で，片頭痛と同じく，てんかんはただ単に生活に苦労を与えるだけという存在ではない[14]．

　第 1 章の脳梗塞は国民病であり，本邦での発症率は 129 人 /10 万人年であった．一方てんかんの発症率は先進国で 24-53 人 /10 万人年，発展途上国では 46-114人 /10 万人年とされており，おおざっぱに見ると同じ急性疾患として，脳梗塞 3

人に対しててんかん 1 人という割合で診療しているかもしれない．生涯の累積罹患率は 80 歳代までに 1.3-5.4%（北欧データ）と高く[13]，誰もが身近に関わる機会のある疾患である．一般的には子供の病気という認識があり，高齢者において診断名を告げると驚かれたり拒絶の原因となるが，思春期までに発症するのは全体の 5 割弱に過ぎない．65 歳以上で罹患率は急増し，高齢期において脳卒中，認知症に次いで多い脳疾患である[15]．

てんかんの分類は，19 世紀にイギリスの Jackson H による症候の解剖学的脳局在による分類（運動野を起始として広がっていくいわゆる Jackson てんかん，側頭葉てんかん，前頭葉てんかんなど）から始まり，脳波検査の登場後，Penfield W & Jasper H などによる脳外科的アプローチによって病変の局在精度が高められてきた[16]．Penfield によるてんかんへの脳外科的治療の過程で，開頭下で脳を直接刺激することで，運動野の体部位局在（ホムンクルス）など脳神経内科学の基盤となる詳細な脳機能局在が明らかにされた．また，てんかんは発症年齢によって，てんかん症候群の細分類が異なり治療も予後も異なるため，小児科に知見が集積している．年齢依存性遺伝性（素因性）てんかん症候群の原因遺伝子は現在までに 50 弱判明しているがそのほとんどが小児科からである[15]．併存疾患や合併症，発作後や間欠期，あるいは発作そのものに精神症状が見られることもあり，精神科医もてんかん診療において中心的な役割を担っている．脳外科，小児科，精神科，脳神経内科と多科にわたりそれぞれの見解が集積してきた 1980 年代から，用語と分類の統一が提案され，国際抗てんかん連盟 International League Against Epilepsy（ILAE）から，どの科においても，どの国においても共通の展望・治療法の共有が提案された．長らく 1981 年のてんかん発作分類と 1989 年のてんかん症候群分類とが用いられ，現在のカルテも多くがこの分類によって記載され，治療法が選択されている．しかし，医学の進歩によって，てんかんは解剖学的局在診断から病因論へ，そして病因に遺伝学的探索も加わり，知見が刷新されてきたことから，2010 年から 2017 年にかけて ILAE 国際分類が改訂された[17]．

てんかんは医学的疾患であると同時に，道路交通法で定められた社会的疾患である側面もある．脳神経内科や総合内科，老年科などの成人を対象とした診療科では特に，道路交通法に基づき自動車運転への制約が生じる場合があることに常に気を配り，『てんかん診療ガイドライン 2018』に準拠して，どの病院，どの科

JCOPY 498-32854

においても均質な診断の提供を目指していくのがよいだろう．このガイドラインは2014年のILAE国際分類改訂を受けて2018年に改訂されている．これにより，1回目の痙攣発作から，「てんかん」と診断される条件が明確にされた．従来のてんかんの定義は「24時間以上の間隔で生じた2回の非誘発性発作」とされ，これまでは発作が生涯のうちに少なくとも2回起きて初めて，てんかんとされてきた．しかし現行のガイドライン上の定義は，1回目の痙攣発作であっても「脳卒中から1ヶ月以内で発症のてんかん，典型像を呈するてんかん症候群，脳波異常が証明されたてんかん」である場合には再発リスクが2回目以降と同じ6割以上となるとし[18]，1度目の発作からてんかんと診断される場合が生じるようになった．脳波で異常がつかまらない，脳病変がない，症候が典型的でないという場合には従来通り，2回目の発作がない限り，てんかんと診断はしない．また，2回以上の発作で，典型的な強直間代痙攣が目撃され，客観的な傍証すなわち舌咬傷・尿失禁を伴い，発作後の朦朧状態などが確認され，血液検査で筋逸脱酵素の一過性の上昇などを伴えば，脳波で異常がつかまらなくとも，他疾患除外後，てんかんと診断される．脳波施行の時期は，発作中であれば一番望ましいが，発作間欠期であっても異常が検出できることも多く診断的価値があるとされている．

　この診断手順において，脳波検査の位置付けは少しややこしい．てんかんの診断の第一は臨床経過と臨床所見である．そしてガイドラインでのてんかん診断の手順においては，臨床経過に加えて，「脳波検査の施行」が必須項目となっている．検査施行は必須であり，異常があれば診断できる．一方，はっきりと診断価値のある異常が検出されない場合，脳波検査を繰り返すことが推奨されているが，確実に異常が検知できる回数に指針はまだなく，診断は個々のケースに委ねられている．「24時間あけて繰り返す」という従来の定義から，1度の検査で異常がつかまらない場合，一般的には24時間以上あけた複数回（通常3回程度）の脳波検査が行われている．では複数回脳波を施行しても異常がつかまらなかった場合，どうすればよいのか．ガイドラインでは方向性は示されていないので，他の疾患の診断と同じく，個々のケースでの診断となる．脳波に異常がある場合にも，てんかんではなく薬剤誘発性の痙攣発作であったり，迷走神経反射による失神であったりする場合があり，脳波所見含め詳しく知りたい方はてんかん専門医の良書を参照してほしい[19,20]．

てんかんと失神，その類似と相違

てんかんと失神はよく混同されている．失神は心臓や血圧由来の脳血流低下によって意識を失う現象で，その背景には，心臓弁膜症や QT 延長症候群など重篤な疾患のほか，痛みや咳，驚嘆，排尿，満腹などによる迷走神経反射など無害なものまで含まれる．基礎疾患には循環器疾患のほか，Parkinson 病や Lewy 小体型認知症，多系統萎縮症あるいは片頭痛など，自律神経症状を伴う神経疾患もまた含まれる．失神は意識を失うほど脳血流が低下するため，時に痙攣が目撃されることもある．よって，明らかな痙攣が目撃されたとしても，それだけでてんかんを疑う根拠にはならない．高齢者で，排尿失神や食事性失神の経過であるにも関わらず，痙攣が目撃されたというだけで抗痙攣薬が始まったり増量されたりしていることは多い．

Lennox-Gastaut 症候群に名を残す Gastaut H が 1957 年の Lancet で，失神とてんかんの脳波の違いを論じている[21]．この論文，始まりこそ穏やかだが 2 項目の「用語の定義」では「フランス語には不安定な自律神経系を意味する *lipothyme* という言葉があるが，英語の失神 *syncope* は Oxford English Dictionary に "心機能の不全によって意識を失い時に死に至るもの" と定義されておりアングロ・サクソン用語は意識の消失そのものとその原因との両者を混同している」と，かなり熱い語り口で語られ，論文であることを忘れるほどハートが揺さぶられる．Gastaut は，「1950 年には Engel がてんかんと失神は臨床上区別がつかないと述べ，英国学士院も失神とてんかん発作は脳波に共通性があるのでどちらも大脳半球由来ではないかとさえ述べたが，これらに今から反論したい」と宣言する．そして失神を主訴に来院した 100 人の患者さんに眼球圧迫による迷走神経刺激を施し，71 人で心拍停止を誘発し，うち 42 人で 4 から 8 秒の心拍停止を誘発し，20 人では 10 秒以上の心拍停止を誘発し，この 20 人でのみ臨床的ならびに電気生理学的な失神を確認した[21]．全例回復が確認され，かつ侵襲度が高いというわけではないが基礎疾患次第ではリスクも潜むため，現代にこの実験が再認されることはないと思われ，以下に貴重な記録を要約するので心に留めたい．

心拍停止は 10 秒より長いとまず脳波に全般性の θ 波や δ 波の徐波が出現するが，心拍再開後数秒で脳波は元に戻る．心拍停止時間が 15 秒ほどになると意識

JCOPY 498-32854

消失に続いて全般性のミオクローヌスが現れる．心拍停止がそれより長引くと強直 / 間代性痙攣が出現するがこの期間，脳波は平坦であり，てんかんの脳波（棘徐波）は見られない．心拍再開後，高振幅の全般性徐波が再び出現し痙攣はミオクローヌスとなり，数分かけて脳波はα波に戻り受け答えができるようになる．患者さんはこの間は「発作感」を感じている，としている[21]．

　失神でも痙攣は見られる．脳波異常も観察される．しかしながらこの脳波異常はてんかん性放電とは電気生理学的に異なる現象なのである．

🐚 てんかん発作の新分類

　国際抗てんかん連盟による 2017 年の国際分類の改訂では，発作型が焦点発作と全般発作の 2 つに大別され，発作型不明のものが起始不明発作，分類不能発作とされるようになった．全般発作はいきなり意識減損と両側性の強直間代発作などを来たすいわゆるてんかん発作である．焦点発作はこれまでの部分発作で，意識保持発作と意識減損発作に分けられることになった．新分類では「側頭葉発作」や「前頭葉発作」などの解剖学的 / 症候学的名称は廃止された．部分と呼ぶからには解剖学的な局在を起始とした症状があるが，例えばこれまで症候学的に「側頭葉発作」と呼ばれていたものは「焦点発作」の「焦点意識保持発作」か「焦点意識減損発作」かに分類するだけで，解剖学的な用語は用いない．新分類による臨床現場の混乱や，混乱にめげない使い方などは，てんかん専門医によって詳細に記載があるので，そちらを参照していただければと思う[20]．この改訂は，診療環境が異なっていても，それなりの環境の範囲で，てんかんを分類できるために行われた．**脳波が施行できない僻地診療をも想定している**．よって，時間留学中にも，ILAE 国際分類に基づいた診断が可能となった．江戸時代留学中の身としてはこの点，喜ばしいと思う．

　このてんかん分類から，てんかん診断の枠組みが「発作型　seizure type」，「てんかん型　epileptic type」，「てんかん症候群　epilepsy syndromes」の 3 層に階層化された[22]．脳構造，感染，遺伝，代謝，免疫などの原因診断や，併存症の有無に関しての診断はこれらとは平行して同時に検索を進めるべきとされている．脳波検査が施行できない場合や脳波で異常がつかまらない時は，最善の診断が最も浅い「発作型」までということも想定すると明記されている．最も深層の「てんかん症候群」は，てんかん症候群を分類できる知識を持った医者が診断し

て初めて診断できるとされている．てんかん専門医への負担の増加がよぎり，てんかん専門医ではないがてんかん診療に携わる脳神経内科医や脳外科医，総合内科医へもそれぞれにプレッシャーを感じさせる分類だが，実臨床現場でどの階層までの診断に至るケースがどれほどを占めるようになるのか．新分類に基づく診断データの集積は今後，ということになる．

🐚 てんかん症候群

てんかん症候群の診断は，階層化の第2層を経る必要があり，基本的には脳波や画像所見が必須となるため，江戸時代留学中には必要のない知識である．臨床的な情報だけざっと見ておくと，てんかん症候群の診断には発症年齢が決め手となる．小児科領域における知識が必要な方やてんかん症候群の詳細に関してはぜひ専門書[13,15]にあたっていただきたい．

全般てんかんは，両側性の痙攣および意識減損を発作の始めから来たすものを指す．成人対象の診療科で出会う全般てんかんの代表的なものに，思春期に発症する「若年性ミオクローヌスてんかん」がある．特に起床時に手がピクッとしてしまうことでお箸やコップを落としたりすることがあるかどうか，問診をする．

焦点てんかんは運動野に焦点があれば上下肢の痙攣から，海馬など側頭葉の深部，辺縁系に焦点があれば自動症や情動が引き起こされる．他に，認知や感覚の変容を来たす発作（自己像幻視もこれにあたる）や自律神経の変容を来たす発作（腹痛や立ちくらみなど）などがある．てんかんの場合，重積でなければ持続時間は秒から分の単位となる．焦点てんかんは意識が保持される場合もあれば，かつての「複雑部分発作」（この名称も新分類では使わない）による自動症のように最初から意識の座を巻き込むことで意識減損を伴うもの，あるいは発作波が両側に波及することで意識減損を伴うものがある．意識減損を来たすのか，あるいは発作はあるが一貫して意識が保持されるのかどうかは道路交通法に関係するため，慎重な診断を要する．**全般てんかん，もしくは焦点てんかんにおいて意識減損を来たしてしまうとその間の出来事は本人に記憶されないため，発作様式や発作後の朦朧状態の有無に関して，家族など目撃者からの聴取が診断の決め手となる．加えて本人からは，発作が起きる前の前兆があるか，どのような前兆であるのかが，焦点てんかん診断の手助けとなる**．側頭葉を起源とした場合，前兆を伴うことが多い．

JCOPY 498-32854

⑥ 無痙攣性てんかん重積

持続時間が 1 分程度の強直間代痙攣に続いて数十分ほどの発作後朦朧を伴う経過が目撃され，完全に回復したのちに本人に確認すると発作前の前兆があり発作自体の記憶はないが舌咬傷や筋肉痛・頭痛がある，という経過が明らかであれば比較的どんな医者でもてんかんの診断は可能である．そして，明らかな痙攣は伴わないが感覚や認知や情動に変容を来たす発作となると，てんかん専門医でなければ診断は難しいので，大学病院やてんかんセンターへ紹介することになるだろう．一方で，てんかんかもしれないがそうではないかもしれない，確証も得られず緊急性も要する場合，その場で総合内科や一般病院の脳神経内科でなんとかがんばらなければならないのが，無痙攣性てんかん重積である．

意識の混濁や変容で救急外来を受診した 60 歳以上においては 16% が非痙攣性てんかん重積であったという報告があり，決して稀ではない[23]．施設入所中あるいは自宅療養中の高齢者が，ある日から受け答えがなんとなくいつもと違ったり，こんこんと眠り続けたりするようになったとして救急搬送される事例は極めて日常的な光景である．その 10 人に 1 人以上が非痙攣性てんかん重積ということになる．

「てんかん重積」は遷延性の脳のてんかん性活動で，治療が遅れれば脳に不可逆性の傷害をもたらすため緊急性が高い．てんかん重積もまた 2015 年に定義が改められた[24]．ほとんどの痙攣が 5 分以下で自然に停止するという疫学調査から，強直間代痙攣で 5 分，焦点意識減損発作の重積で 10 分，無痙攣性のてんかん性意識障害で 10-15 分継続する場合てんかん重積の診断とすることが提案された．また，ヒヒを用いた動物実験では 82 分以上持続するてんかん性放電は神経細胞の過剰興奮により不可逆的脳傷害に至ることがわかっており，強直間代痙攣で 30 分以上，焦点意識減損発作で 60 分以上経過した場合に不可逆的脳傷害の出現可能性があると判断するよう提案された[24]．なお，無痙攣性てんかん重積の場合の不可逆性の脳傷害の目安時間は不明とされている．発作の始まりの時間を正確には同定できないことからデータがないためであろう．

無痙攣性てんかん重積には強直間代痙攣の重積からの移行のほか，四肢に痙攣は伴わないが脳のてんかん放電は伴う昏睡型というものもある．無痙攣性てんかん重積の鑑別には，発作後朦朧，臓器不全による脳機能低下（脳炎・脳症，低血

♟表 7-2 遷延性意識障害に無痙攣性てんかん重積を疑う臨床情報

発症様式	・24 時間以内の急性発症
既往歴	・アルコール・ベンゾジアゼピンの日常的な使用歴 ・抗ヒスタミン薬やテオフィリンなど内服歴 ・子供の頃のてんかんの治療歴，長期にわたるてんかん寛解の既往
現症	・意識障害前に強直間代発作があった ・目や口周囲のピクつきがある ・四肢のミオクローヌスがたまに出る

糖，循環不全による脳血流低下，広範囲の脳卒中含む），解離性障害などが含まれる．どのように診断すればよいのか．現在までの答えは脳波以外にはないとされている[24]．残念ながら江戸時代留学中に無痙攣性てんかん重積を診断することはできない．無痙攣性てんかん重積の脳波基準は Salzburg 基準と呼ばれ，てんかん性放電の頻度 2.5Hz 以上，持続性規律性 $\delta-\theta$ 活動，振幅と周波数の連続性変化，周波数と波形のパターン部位の変動という特徴を挙げておりその基準による診断精度は高いことが報告されている[25]．

　しかし今は時間留学中の身であり，なんとか脳波以外で鑑別に迫ることはできないものか．Salzburg 基準の診断精度を論じた文献では，臨床所見上，「まったくもって昏睡だけ」という非痙攣性てんかん重積は 49% で，残りである半数強は，無痙攣性になる前に強直間代発作があったり，無痙攣性に一見見えるがよく見ると目や口周囲のミオクロニーやちょっとした四肢の痙攣などを伴ったりという例であったとしている．なるほど，半数は，よく見れば肉眼的に体表から脳の異常な電気活動が見えるのか．高齢者の無痙攣性てんかん重積を集めた論文[23]では，24 時間以内の急性発症が無痙攣性てんかん重積の群で有意に見られた特徴としており，成書[15]では，薬物中毒，アルコールやベンゾジアゼピンの日常的な使用による離脱症状，子供の頃にてんかんがあったが長期にわたり寛解していた既往が無痙攣性てんかん重積と考えるポイントとしていた．これらを合わせて，表 7-2 にまとめた．

🐚 高齢者の痙攣の原因について

　痙攣は脳の急激な機能の変化を反映する症状であり，脳に一元的な原因がある場合のほか，常に全身性疾患による二次性のものが鑑別に挙がる．高齢期発症の

痙攣発作は脳卒中発症時，脳卒中の遅発性後遺症，脳腫瘍，低血糖や非ケトン性高血糖（どちらも運動誘発性の痙攣発作）[15]，電解質異常，肝障害，腎障害，甲状腺機能低下に伴う代謝性障害による二次性のものも多い．前述したように血圧低下や不整脈による失神，循環不全でも痙攣は起こる．またそれらの複合，つまり多臓器不全，すなわち終末期や，心肺停止に対する蘇生後でも見られる．成人の痙攣は，アルコール摂取による急性アルコール中毒，あるいはそのアルコールが抜けた時に離脱（振戦せん妄）として起こることも多い．睡眠薬として処方されているベンゾジアゼピンを飲み忘れたり急に止めたりすることでの離脱症状でも起こる．薬剤性では，抗ヒスタミン薬（抗アレルギー薬・制酸薬），喘息薬，抗菌薬，制吐薬，向精神薬などが多い[13]．また，Alzheimer 病ではてんかんの合併率が高く[15]，変性疾患も反復性痙攣発作の原因となる．

空想への答え

　脳神経内科学は，脳卒中と同様にてんかんという疾患から，脳機能局在を学んできた歴史がある．自己像幻視はそっくりさんではなく，自己というものを脳がどう扱っているのかを映し出す鏡のような現象であった．21 世紀のてんかん分類は局在診断より先にまずは素因などの原因や治療の探求を模索する方向へと進んでいた．側頭葉発作といっても実際，側頭葉近傍の巻き込まれ方はそれぞれなので，その個別の詳細を記録せよという志なのだろうと思う．てんかんは原理的には，片頭痛の前兆と同様に，脳に局在するあらゆる神経症状が惹起されうる．中にはめったに出会えない珍しい現象も含まれるが，当然だろう．医学が取り組んでいる相手は多様性それ自体なのであるからして….

文学鑑賞

只野真葛『むかしばなし』[26]

　冒頭の「影の病（かげのわづらひ／離魂病）」の古典症例は，近世の病気と医療の総説本で言及されていたものである[27]．出典は，只野真葛『むか

しばなし』とされていたのであたってみると，そのような記載はなかった．その本に同じ著者の『奥州波奈志』が紹介されていたので，絶版であったが国立国会図書館オンラインがありがたいことに公開してくれており，無事，前述の出典本文[1]にたどり着くことができた．我が身に置き換え，引用は的確に，参考文献リストの間違いは避けたい次第である．なお，『むかしばなし』の原著は東北大学医学部附属図書館に所蔵されている．

　自由に出入りができる図書館の蔵書は，教養に対する一つの限界であり，オリヴァー・サックス Sacks O はオックスフォード大学図書館，特に希少本の一角を自由に使える身分が自分の知力の源であると誇っていた．この到底手の届かない事実には絶望しかけるが，現代はありがたいことに世界中の博物館や図書館がパブリックドメインとなった希少本を公開してくれている．例えば Biodiversity Heritage Library というオープンアクセスの電子図書館では Darwin C の直筆の手紙にあたることができる[28]，ということを幸いにも上級医に習った．シェイクスピア Shakespeare W の「全世界は劇場なり　Totus Mundus Agit Histrionem」をもじって「全世界は図書館なり　Totus Mundus Agit Bibliotheca」と言って小躍りしてみる．

　さて，只野真葛は 1763 年江戸生まれ，仙台藩の藩医一族工藤医師の娘さんであった．当時は参勤交代で，地方の藩医も江戸に住んでいたようである．父はオランダ医学を身につけ，本人はお嫁に行く身だが幼少期から学問に夢中で取り組んでいたという．のちに仙台藩のお侍さんに嫁ぎ，苗字が「只野」となった．末の妹に家の風習を教えるために，仙台で随筆をしたためた『むかしばなし』の一節には，父や叔父たちが診療の後，夕方から勉強のために林へ腑分け（人体解剖）に行き，帰ってくるとにおいがすごくて家の者は困った，ということをほのぼのエピソードとして描いている．現代に置き換えると仕事帰りに解剖学教室に寄って解剖をおさらいする医者，それはかなり熱心な一流の医者の証である．仙台藩医，タダモノではないな．

JCOPY 498-32854

参考文献

1) 只野真葛. 奥州波奈志. 古谷知新, 編. 女流文学全集 第三巻. 東京: 文芸書院; 1919. 国立国会図書館オンライン.
2) 古川哲雄. 自己幻視. In: ヤヌスの顔 第 5 集 現象学的神経内科学. 東京: 科学評論社; 2004. p.170-1.
3) Williams D. The structure of emotions reflected in epileptic experiences. Brain. 1956; 79: 29-67.
4) Devinski O, Feldmann E, Burrowes K, et al. Autoscopic phenomena with seizures. Arch Neurol. 1989; 46: 1080-8.
5) Heydrich L, Blanke O. Distinct illusory own-body perceptions caused by damage to posterior insula and ectrastriate cortex. Brain. 2013: 136; 790-803.
6) Blanke O, Mohr C. Out-of-body experience, heautoscopy, and autoscopic hallucination of neurological origin. Implications for neurocognitive mechanisms of corporeal awareness and self consciousness. Brain Res Rev. 2005; 50: 184-99.
7) Wikipedia. ドッペルゲンガー. https://ja.wikipedia.org/wiki/ドッペルゲンガー
8) 芥川龍之介. 二つの手紙. In: 芥川龍之介全集 1 (ちくま文庫). 東京: 筑摩書房; 1986.
9) 梶井基次郎. 泥濘. In: 現代日本文学大系 63 梶井基次郎, 外村繁, 中島敦集. 東京: 筑摩書房; 1970.
10) ポオ. 中野好夫, 訳. 黒猫 / モルグ街の殺人事件 他五篇 (岩波文庫). 東京: 岩波書店; 1978.
11) ドストエフスキー. 小沼文彦, 訳. 二重人格 (岩波文庫). 東京: 岩波書店; 1954.
12) ワイルド. 福田恆存, 訳. ドリアン・グレイの肖像 (新潮文庫). 東京: 新潮社; 1962.
13) Engel J Jr, Pedley TA. Epilepsy. A comprehensive textnook. 2nd ed. Vol 1. Philadelphia: Lippincott Williams & Wilkins, A Wolters Kluwer Business; 2008.
14) 古川哲雄. 片頭痛・てんかん・天才. In: ヤヌスの顔 第 7 集 学際的神経内科学. 東京: 科学評論社; 2009.
15) Bureau M, Genton P, Dravet C, 他編. 井上有史, 監訳. てんかん症候群—乳幼児・小児・青年期のてんかん学. 原書第 5 版. 東京: 中山書店; 2014.
16) Penfield W, Jasper H. Epilepsy and the functional anatomy of the human brain. Boston: Little, Brown and Company; 1954.
17) Fisher RS, Cross JH, French JA, et al. Operational classification of seizure types by the International League Against Epilepsy: position paper of the ILAE Commision for classification and terminology. Epilepsia. 2017; 58: 522-30.
18) 日本神経学会, 監修.「てんかん診療ガイドライン」作成委員会, 編. てんかん診療ガイドライン 2018. 東京: 医学書院; 2018.
19) 榎　日出夫. てんかん診療 はじめの一歩—シンプル処方のすすめ. 東京: 中外医学社; 2016.

20) 兼本浩祐. てんかん学ハンドブック. 4版. 東京: 医学書院; 2018.

21) Gastaut H, Fischer-Williams M. Electro-encephalographic study of syncope. Its differentiation from epilepsy. Lancet. 1957; 273: 1018-25.

22) Scheffer IE, Berkovic S, Capovilla G, et al. ILAE classification of the epilepsies position paper of the ILAE commission for classification and terminology. Epilepsia. 2017; 58: 512-21.

23) Veran O, Kahane P, Thomas P, et al. De novo epileptic confusion in the elderly: a 1-year prospective study. Epilepsia. 2010; 51: 1030-5.

24) Trinka E, Cock H, Hesdorffer D, et al. A definition and classification of status epilepticus-- Report of the ILAE Task Force on classification of status epilepticus. Epilepsia. 2015; 56: 1515-23.

25) Leitinger M, Trinka E, Gardella E, et al. Diagnostic accuracy of the Salzburg EEG criteria for non-convulsive status epilepticus: a retrospective study. Lancet Neurol. 2016; 15: 1054-62.

26) 只野真葛, 中山栄子, 校注. むかしばなし―天明前後の江戸の思い出（東洋文庫）. 東京: 平凡社; 1984.

27) 立川昭二. 江戸病草紙―近世の病気と医療（ちくま学芸文庫）. 東京: 筑摩書房; 1998.

28) Biodiversity Heritage Library. http://www.biodiversitylibrary.org

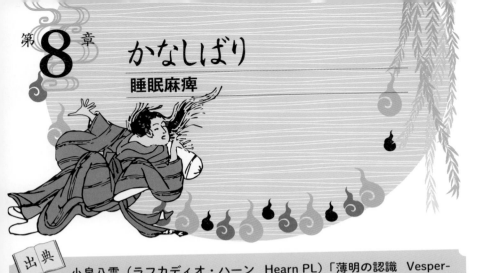

第8章 かなしばり
睡眠麻痺

出典　小泉八雲（ラフカディオ・ハーン　Hearn PL）「薄明の認識　Vesper-
tina cognitio」（明治時代，19世紀）

症例

　真夜中もゆうにまわった頃だったに違いない，私が最初の漠然とした不安――悪夢の前触れのあの予感を感じたのは．私には半ば意識があり，夢うつつに現実を認識していた――自分がほかならぬその部屋にいることがわかっていて――起き上がろうと思った．たちまちにして不安が恐怖と化したのは，自分が動けないことに気付いたからだ．空気中に漂う何か言いしれぬものが私の意志を制していた．私は叫ぼうとしたが，必死に力を振り絞っても，聞きとれぬほどの低いかすれ声になっただけだった．その時，私は階段を昇ってくる「足音」に気付いた――鈍く重たげな音だ．そしてここから本当の悪夢が始まったのだ――声も手足も抑えこんでしまう，身の毛もよだつ磁力の恐怖――失った声と言うことを聞かぬ体に抵抗する絶望的な意志の闘いだ．密やかな「足音」が近付いてきた（中略）．それからおもむろに，音もなく，鍵のかかった扉が開いた．そしてその「もの」が入ってきた．身を屈めながら――衣を纏っている――女だ――背が天井まで届きそうだ――とても直視できない！　「それ」がベッドに近づいてくると，床板が一枚きしんだ．――そしてそれから――私は気も狂わんばかりにあがいて――目が覚めた．（文献1より引用）

空想

　小泉八雲の実体験を語ったこれは！　一般に「かなしばり」と呼ぶ状態だ．かなしばりは睡眠障害国際分類では「反復孤発性睡眠麻痺」すなわち入眠時や出眠時（起きがけ）に，体が動かせない，声が出せないことに恐怖を感じる状態と定義されている．鮮明な幻覚を伴うことも多い．小泉八雲は妻の節子が語った物語を『怪談　Kwaidan』にまとめた明治の文豪だが，怪談の起源について，上記のエッセイで人間が経験する基本的な恐怖が関与するのではないかと考察し，自ら経験したその恐怖体験を披露している．19世紀末に提案された怪談の起源に関する仮説を，21世紀の今から裏付けることはできるか……．

> **Q1.** 抽出される経過・所見を述べよ.
> **Q2.** 考えられる疾患を挙げよ.
> **Q3.** 診断に必要な追加情報・身体所見を述べよ.

A1.　真夜中，睡眠からの出眠時に，声が出せない，体が動かないことに強い恐怖心が惹起されている．そして足音の幻覚，正常より大きな人影といった幻視がある．

A2.　正常な睡眠中の運動出力や感覚入力のスイッチは落ちたまま，意識が覚醒してしまっている．つまり，ナルコレプシーや健常者における入眠時レム睡眠期 sleep onset REM period による反復孤発性睡眠麻痺と幻覚が挙げられる．

A3.　ナルコレプシーを除外するためにはナルコレプシーの4徴（入出眠時の幻覚，睡眠麻痺，終日の強い眠気と睡眠発作，情動脱力発作）のうち，中核症状である「3ヶ月以上継続する日中の強い眠気と睡眠発作」がないかどうか，問診する．ナルコレプシーではない反復孤発性睡眠麻痺の発生リスクに関しては，睡眠時間，3交代制勤務や不規則な夜勤の有無，寝室の温度・音・光など，睡眠習慣や睡眠環境についての問診を行う．

JCOPY 498-32854

現代例提示—反復孤発性睡眠麻痺

20 歳代男性.

主訴：暴飲暴食すると体が動かせなくなる.

現病歴：飲み会などでの暴飲暴食後，寝ようとすると体が動かせず声も出せなくなり，怖い思いをすることが年一回ほどある. それはもう言葉にならない恐怖であり二度と経験したくない. 毎度怖いと思っているうちに寝てしまい朝起きるとなんともない. 会社の健診でコレステロールがひっかかり，受診した際にこれを相談すると，「周期性四肢麻痺」かもしれないとして電気生理学的検査のため紹介受診した. 麻痺の家族歴はなく，甲状腺機能や電気生理学的検査を含め異常はなかった.

解説

　孤発性睡眠麻痺　isolated sleep paralysis は学生など健康な人を対象としたアンケート調査にて最大で 2 人に 1 人が経験したことがあると回答するありふれた現象である[2]. 反復して経験されることで睡眠に苦痛を伴う場合に，睡眠障害国際分類第 3 版では「反復性孤発性睡眠麻痺」として「レム関連睡眠時随伴症」に分類される[3]. 診断基準は「患者が入眠・出眠期に体を動かせない状態が反復して出現し，持続時間は数秒から数分，就寝時の不安や睡眠をとることへの恐怖を含む苦痛を引き起こし，ナルコレプシーや精神疾患，薬物使用などではない場合」と簡潔である[3]. 診断基準に「金縛り」と同義語と明記されている.

睡眠麻痺と幻覚

　起こしやすい条件として，仰向けでの睡眠が挙げられている[4]. 声が出せず体を動かせないことのほか，人影や人の声など複雑な幻覚や，非常に強い恐怖感などの情動を惹起しやすい[5]. 睡眠麻痺での幻覚には，人の気配を感じる実体的意識性，人影などの幻視，キーンとした耳鳴り・人の声や足音などの幻聴，しびれる・痛む・痙攣するなどの体感幻覚，触られる・舐められるなどの幻触，浮かぶ・飛ぶ・落下するなどの前庭性幻覚，歩く・飛んでいくなどの運動性幻覚，さらに体外離脱体験を伴うことが知られている[5].

ナルコレプシーとの鑑別

　ナルコレプシーでの症候性の睡眠麻痺と，ナルコレプシーの随伴症ではない孤発性睡眠麻痺に，質的な違いはない．睡眠麻痺，つまり「かなしばり」そのものは日中活動に影響をきたさないのでこれを主訴に病院を受診することはめったにない．受診した場合には，頻度の点では少ないが，ナルコレプシーの可能性を念頭に置き，その中核症状である慢性的な日中活動時の強い眠気による睡眠発作がないかどうか確認する．

　なお，ナルコレプシーで4徴すなわち日中の強い眠気による睡眠発作，情動脱力発作（カタプレキシー），入眠時幻覚，睡眠麻痺のすべてがそろうのは10-15%とされている[6]．ナルコレプシーは睡眠障害国際分類では，第3版からタイプ1とタイプ2とに分類された．タイプ1は情動脱力発作を伴い髄液中のオレキシンA濃度が極めて低値のもの，タイプ2は情動脱力発作を伴わないものである[3]．両者ともに中核症状は「3ヶ月以上継続して日中活動時に強い眠気があり眠り込んでしまうことがあること」である．そして，診断には，反復睡眠潜時検査での平均睡眠潜時が8分以下で，かつ2回以上の睡眠開始時レム睡眠期（SOREMP）が記録されることが必須となる．「ナルコレプシー」の診断には，検査が必須であり，明治時代へ時間留学中に現代の基準での診断確定を行うことはできない．一方で，孤発性睡眠麻痺については，基本的には問診で患者さんの訴えを聞き，ナルコレプシーの除外として日中の活動に差し障りがある過剰な眠気と睡眠発作がないことを確認し，さらに精神疾患や薬物摂取を除外すれば，時間留学中にも診断の確定が可能である．

睡眠麻痺と恐怖体験

　睡眠麻痺は心拍数の増加など自律神経症状を伴い，恐怖感が強い現象である．欧米で古くから恐れられた民間伝承である「夢魔」は，この睡眠麻痺であった，と結論付けた民俗学からの報告がある[7]．ペンシルバニア大学の民俗学者Hufford DJは民俗学資料での「夢魔」と医学症例での「睡眠麻痺」とが同一であることを示すため『夜に訪れる恐怖』にまとまった症例を提示している．恐怖が強いこの体験は，頻度が高く，また独特の一つの症候を呈するにも関わらず，ありふれた現象であるという認識はいまだ低い．この本の邦訳者の一人である福

田一彦氏は，健常者での孤発性睡眠麻痺に対する夜間睡眠ポリグラフ記録で，SOREMP が見られることを報告している[8]．SOREMP は前述のようにナルコレプシーの診断基準の一つであるが，ナルコレプシーではない健常者においても半数ほどの人で，睡眠中断後の睡眠再開で見られることを解説している[9]．卑近な例では，医者や看護師さんが夜勤・当直中の仮眠で呼び出され，呼び出し案件を済まし，再び当直室で寝入る場合などは「睡眠中断後の睡眠再開」にあてはまるだろう．病院の当直室には「あの部屋は金縛りに遭う」，「あの部屋はおばけが出る」と何の冗談かわからない申し送りが存在するが，部屋が理由というより，勤務体制を理由とした体験の蓄積があるだろうと思われる．

睡眠麻痺での幻覚はレム睡眠時の「夢」に最も近いと考えられているが，その責任部位として，証明されたものはまだなく，仮説として右頭頂葉が挙げられている[10]．レム睡眠期には，橋と視床下部腹外側視索前野との間にあるスイッチにより，筋緊張の低下が起こる[11]．その間，扁桃体の血流増加のほか，右背外側前頭前野と右頭頂葉の血流低下が見られることがわかっており，これらの変化が情動や様々な感覚の惹起，つまり，「夢」に対応しているのではないかと考えられている．また，様々な感覚の惹起には，睡眠によって感覚情報入力が遮断されることで，脳の中で偽の知覚情報が生じるという de-afferentiation，つまり幻肢や Charles Bonnet 症候群と同様の機序が仮定されている[12]．

🔟 睡眠麻痺の歴史

睡眠麻痺の初出は「アメリカ神経学の父」ミッチェル Mitchell SW による 1876 年の論文で "night terror"，"night palsy" と呼ばれていた[13]．息のしづらさを伴う鮮明な夢に強い恐怖感を覚えたというもので，この報告では喫煙，夕食の過食，興奮，過労などがリスクとして挙げられている．鑑別疾患には睡眠中に限られたてんかんを挙げている．このアメリカ神経学の父上はなかなかユニークな医者だったようで，オリヴァー・サックス Sacks O によると，1896 年の British Medical Journal にメスカリンを大量摂取した時の幻覚と片頭痛の前兆での幻視との比較を自分の体で実験し報告しているという[14]．ちなみにその 50 年後にサックス自身も自分の体で実験してしまっていたと自伝で語っている[15]．また Goetz CG によると，ヒステリー患者さんを歩かせるためにミッチェルならベッドに火をつけたが，シャルコー Charcot JM は決してそんなことはしなか

ったとしている[16].

 ## 周期性四肢麻痺との鑑別

　現代症例で医者が疑った周期性四肢麻痺は，特有の遺伝子変異による疾患で，頻度が10万人から100万人に1人と低い．脳の生理現象と筋のイオンチャンネルの遺伝性疾患という病態生理においては果てしないほどかけ離れた疾患ではあるが，睡眠障害国際分類の睡眠麻痺の項でもまた鑑別診断に挙がっている[3]．両者とも診断に問診が極めて重要な疾患・状態であるが，患者さんの話を表面だけ問診すると確かに似ている．現代症例でも「暴飲暴食後って言っているし周期性四肢麻痺なんじゃないの」というモヤモヤを残すかもしれないので，ここでわだかまりを解くために周期性四肢麻痺について簡単な解説を入れたい．

　ありふれた現象である睡眠麻痺と，希少疾患である周期性四肢麻痺との病歴上の鑑別点はいくつかある．第一に**周期性四肢麻痺は首から下の「四肢麻痺」であり，顔にも声にも影響はなく，したがって，声が出せる．家人を呼べる**．周期性四肢麻痺疑いという状況で，声を出せないことがあるならば，別の疾患，すなわち神経筋接合部疾患，脳卒中，てんかんを考えよと言われている[17].

　第二に**周期性四肢麻痺では客観的な麻痺が目撃されうる**．高カリウム性周期性四肢麻痺では持続時間が数分という場合もあり，病院到着時には症状がなく，病歴から麻痺の存在が聴取されるのみである病型も存在するが，多くの周期性四肢麻痺の出現は休息の後，朝の覚醒後に自覚・目撃される．睡眠麻痺では，うなされていることが目撃される場合はあっても，覚醒している時に手足が動かない状態を目撃されることはない．

　第三に，**周期性四肢麻痺は日常生活に支障を来たすが，麻痺は麻痺でも睡眠麻痺は日常生活に支障を来たさない**．（注意：ナルコレプシーの睡眠発作＝急激に寝入ってしまうことと睡眠麻痺を混同しないように．睡眠発作は日常生活に支障を来たす．）周期性四肢麻痺の出現状況が「起床時」だというのは言葉尻では「出眠時」に似ているかもしれないが，患者さんの話を慌てずによく聞けば，「ふと夜中に目が覚めると体が動かせずにそのまま寝てしまって朝に目覚めると何事もなかった」という睡眠麻痺の病歴と，「起床時に動けないので学校に遅れてしまった」という病歴とは区別できる．

　麻痺の持続時間が数時間から数日である低カリウム性周期性四肢麻痺になる

と，総合病院の救急外来での勤務がある医者ならば，麻痺がある状態で救急搬送された患者さんを診察したことが一度はあるだろう．患者さんは首から下に，腱反射の消失した弛緩性四肢麻痺を呈している．よって，周期性四肢麻痺の第一の鑑別には急性期の脊髄損傷が挙げられる．また，ポリオをほとんど撲滅した後の世界において，急性弛緩性麻痺の最多原因疾患は Guillain-Barré 症候群であるので[18]，周期性四肢麻痺の初回発作の場合には，Guillain-Barré として入院加療が開始されることもある．

　周期性四肢麻痺の診断の核となるのは家族歴を含む特徴的な臨床像であるとされている．つまり，疾患を知ってさえいればこれまた時間留学中にも診断が可能である．図 8-1 に手製のフローチャートを提示した．最近のレビューによると，臨床像の次に遺伝子検査による確認が位置付けられている[17]．実臨床では，*CACNA1S, SCN4A, KCNJ2* などの遺伝子検査は現在の日本では商業ベースにはないので，大学病院などの研究機関に依頼することになるため，甲状腺機能検査も神経伝導検査での long exercise test も心電図もせずにこれらの遺伝子検査を依頼するなどという暴挙には出られない．

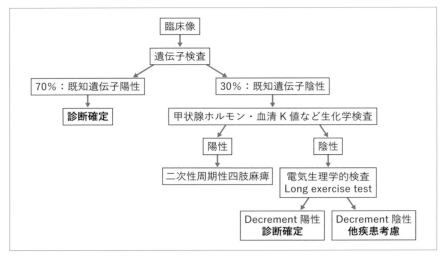

🎸 図 8-1 遺伝性周期性四肢麻痺の診断
(Statland JM, et al. Muscle Nerve. 2018; 57: 522-30[17] 本文を基に作成)
覚えようという図ではなく臨床像の確認の次に行うことが遺伝子検査だという場合もあるのだという図である．念のため．

表 8-1 周期性四肢麻痺と睡眠麻痺の比較

	周期性四肢麻痺			睡眠麻痺	
サブ分類	低カリウム性	高カリウム性	Andersen-Tawil 症候群	反復孤発性	ナルコレプシーの随伴症
頻度	1/10 万人	1/20 万人	1/100 万人	〜 1/2 人	1/3000 人
出現状況	休息後（起床時）			入眠・出眠時	
持続時間	数時間から数日	数分から数十分	数時間から数日	数秒から数分	
誘発要因	炭水化物多量摂取	寒冷・妊娠		睡眠の中断，仰臥位での睡眠	
	運動後の休息・酒				
発症年齢	10-20 歳代（35 歳以上で頻度減少）			青年期	
発作症状	首から下が動かせない			声が出ない，体が動かない，恐怖	
自律神経症状	なし			あり（頻脈，発汗など）	
感覚・幻覚症状	なし			あり（幻覚，痛みなど）	
既知の遺伝背景	*CACNA1S, SCN4A*	*SCN4A*	*KCNJ2*	母系遺伝の報告あり	HLA DQB1*0602 ハプロタイプ
原因部位	筋肉			脳	
ADL・生命予後への影響	中年以降に永続的な近位筋筋力低下の可能性あり	QT 延長症候群に注意		なし	眠気・睡眠発作による

　さて，そういうわけで周期性四肢麻痺と睡眠麻痺とを比較するという一風変わった表を挙げてみた（表 8-1）．臨床現場では混同される場合があるが，患者さんの話を聞けば解決する．

てんかんとの鑑別

　てんかんと睡眠麻痺との鑑別が問題になるような症例においては，病歴だけで診療を進めることは不可能に近いので避ける．睡眠麻痺は本人からの病歴が小泉八雲の文章を見ればわかるように明確であるので，疾患を知っていれば病歴から診断が可能である．だが，万が一，てんかん疑いとして紹介されたとすると，事態は混迷を極める．てんかんは 100 人に数人とありふれた疾患である．てんか

んで両側四肢が動かせない場合，基本に従えば発作波は意識の座を通るので，意識障害と記銘力障害を伴う．両側四肢麻痺が発作中に起きていたことを自ら説明できない代表疾患である．しかし前章までに述べたように，てんかんではあらゆる脳の局在症状が理論上，起きうる．睡眠麻痺という生理的現象に，脳の責任部位があるとすれば，理論上は類似する形でのてんかんがあってもいい．また，てんかんは道路交通法や運転業務に関する職業選択の狭まりなど社会生活に制約が発生しうる疾患である．てんかん疑いという病名を確認するにも覆すにも，迷う場合には目撃者からの客観的情報，日を改めた 3 回ほどの脳波検査，一定の観察期間，あるいは入院での脳波・睡眠ポリグラフ記録など万全を期するべきである．

空想への答え

　経験者本人にとって怖くないおばけの代表として，Parkinson 病や Lewy 小体型認知症での幻覚があることを本書の前半までに学んだ．しかしおばけは大抵怖いのであって，そのおばけの主流，本家本元の怖いおばけの正体は，そうか，睡眠麻痺だったのか．寝ぼけた人が見間違えたってやつ．これぞ探していた，おばけの怖さを無力化する現代科学の勝利みたいなエビデンス，のような気もするが，当直室はまだ怖い．

文学鑑賞

小泉八雲『怪談』などの翻案小説

　今回取り上げたエッセイは小泉八雲が西インド諸島に滞在中の実体験であると書かれているが，『怪談』は，『雨月物語』同様，民間伝承や故事に取材した翻案小説である．誰もが知っている「耳なし芳一」「雪女」，『雨月物語』からの「菊花の約」「夢応の鯉魚」，知っているようで知らない「轆轤首」などが収録されていた．子供の頃に怪談全集みたいなもので抜粋を読んだが，大人になってみると案外初めて読む話も多数であった．同じく伝奇的な翻案小説は海外にもあり，蒲松齢による『聊斎志異』やホルヘ・ルイス・ボルヘ

ス　Borges JL の『怪奇譚集 Cuentos breves y extraordinarios』な
どがある．芥川龍之介の『羅生門』や『蜘蛛の糸』もこのジャンルの名作で
ある．太宰治が子供への絵本読み聞かせで出会った民話を翻案した『お伽草
紙』も美しい．『お伽草紙』の「浦島さん」での，労働性や多産性・営利性
とは無縁の美，無縁の所での存在価値，さらにその存在価値の忘却さえ意義
づけるという多重に新たな価値観を繰り出し，そして壊す姿勢は，正直，太
宰の真骨頂ではないだろうか．なぜ浦島太郎が玉手箱をあけるとおじいさん
になってしまうのかという不条理を子供が問いかけ，太宰は「年月は人間の
救いである」，「忘却は人間の救いである」からねという答えを明示した．脳
神経内科外来で診療中，この太宰の言葉が思い出される時がある．事実，全
人生の行き着く先は歳月であるという不条理の中にある．誰もが逃れること
はできない．これを単純に苦しみと捉えずに真理や美に昇華させるのが伝
奇・怪奇譚の，そして文学という知性の真価かもしれない．

参考文献
1) 小泉八雲．平川祐弘，編．怪談・奇談（講談社学術文庫）．東京: 講談社; 1990.
2) 古川哲雄．かなしばり．神経内科．2013 ; 78: 731-2.
3) American Academy of Sleep Medicine. 日本睡眠学会診断分類委員会，訳．睡眠
障害国際分類．3 版．東京: ライフ・サイエンス; 2018.
4) Chayne JA. Situational factors affecting sleep paralysis and associated
hallucinations: position and timing effects. J Sleep Res. 2002; 11: 169-77.
5) Cheyne JA. Sleep paralysis episode frequency and number, types, and
structure of associated hallucinations. J Sleep Res. 2005; 14: 319-24.
6) Leschziner G. Narcolepsy: a clinical review. Pract Neurol. 2014; 14: 323-
31.
7) デヴィット・J・ハフォード．福田一彦，竹内朋香，和田芳久，訳．夜に訪れる恐怖—
北米の金縛り体験に関する実証的研究．東京: 川島書店 ; 1998.
8) 福田和彦．「金縛り」の謎を解く—夢魔・幽体離脱・宇宙人による誘拐（PHP サイ
エンスワールド新書）．東京: PHP 研究所; 2014.
9) Fukuda K. Preliminary study on kanashibari phenomenon. A polygraphic
approach. Jpn J Physiol Psychol Psyhchophysiol. 1989; 7: 83-9.
10) Jalal B, Ramachandran VS. Sleep paralysis and "the bedroom intruder":
The role of the right superior parietal, phantom pain and body image pro-

JCOPY 498-32854

jection. Medical Hypotheses. 2014; 83: 755-7.

11) Maquet P, Péters JM, Aerts J, et al. Functional neuroanatomy of human rapid-eye-movement sleep and dreaming. Nature. 1996; 383: 163-6.

12) Cheyne JA, Girard TA. The body unbound: vestibular-motor hallucinations and out-of-body experiences. Cortex. 2009; 45: 201-15.

13) Mitchell SW. On some of the disorders of sleep. Vir Med Mon. 1876; 11: 770-81.

14) オリヴァー・サックス. 大田直子, 訳. 幻覚の脳科学—見てしまう人々（ハヤカワ・ノンフィクション文庫）. 東京: 早川書房; 2018.

15) オリヴァー・サックス. 大田直子, 訳. 道程—オリヴァー・サックス自伝. 東京: 早川書房; 2015.

16) Goetz CG. Charcot, hysteria, and simulated disorders. Handb Clin Neurol. 2016; 139: 11-23.

17) Statland JM, Fontaine B, Hanna MG, et al. Review of the diagnosis and treatment of periodic paralysis. Muscle Nerve. 2018; 57: 522-30.

18) Yuki N, Hartung HP. Medical progress: Guillain-Barré syndrome. N Engl J Med. 2012; 366: 2294-304.

第8章 ● かなしばり―睡眠麻痺

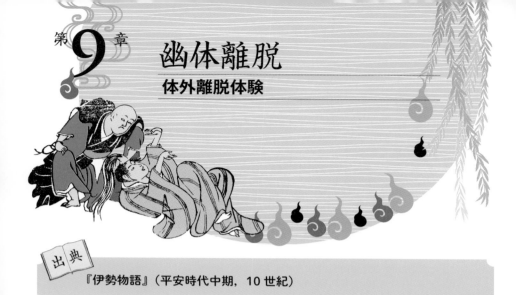

第9章 幽体離脱
体外離脱体験

出典

『伊勢物語』（平安時代中期，10世紀）

症例

第百十段

むかし，男，みそかに通ふ女ありけり．それがもとより，「今宵，夢になむ，見えたまひつる」と言へりければ，男

思ひあまりいでにし魂（たま）のあるならむ

夜深く見えば魂（たま）結びせよ （文献1より引用）

解説・現代語訳

　『伊勢物語』は光源氏の君のような風流人であった在原業平の一代記とされる物語で，この「男」とは稀代の色男，在原業平のことである．であるからして，この歌もまた艶っぽい意味合いを持つ．

　「とある昔のこと，ある男が密かに通う恋人がいた．彼女が，「昨夜は会えませんでしたが，夢に見ました」と言ったので，男は次の返歌で応えた．「あなたへの思いがつのり，魂がさまよい出てしまったようです．夜遅くまた夢で会うことがあるならばどうか私に「魂結び」の儀式を施して私の魂をこの身につなぎとめて下さいな．」

　「魂結び」とは，体から魂が出ていくことがないように行うひとつの儀式的行

為をさす．具体的には，「魂は見つ．ぬしは誰とも知らねども結びとどめつ下がひの褄」という歌を三回唱え，男が左，女が右の褄（下着の端）を結んで三日を経てこれを解く，などが「魂結び」の方法であるとのこと[1]．

空想

　あなたの夢に私がいた，それは私の心が会いに行ったからからだよ．……ごくベタな恋の歌であるわけだが，ベタな恋の歌に，知る人ぞ知るオカルトやサブカルネタは持ってこないと思われる．いかに「夜，魂って抜けちゃうよね」というのが平安時代には普遍的な認識であったのか．伊勢物語よりやや後世の作品である源氏物語でも度々，魂は出歩いてしまう．20世紀には「幽体離脱」と呼ばれ色物視されてきた「体外離脱体験」は，近年，特定の脳部位由来の現象として，また，睡眠麻痺に伴う現象として解明されてきた．さて現代の体外離脱体験の認識は，平安時代と比べてどれだけ進んだのであろうか．

> Q1. 抽出される経過・所見を述べよ．
> Q2. 考えられる疾患を挙げよ．
> Q3. 診断に必要な追加情報・身体所見を述べよ．

A1. 夜，いでにし魂のあるならむ，つまり，寝ている時に体外離脱体験する．

A2. 健常者の睡眠麻痺やナルコレプシーにおける入眠時幻覚としての体外離脱体験．てんかん，片頭痛の前兆に伴う体外離脱体験．脳挫傷や脳腫瘍，臨死体験による体外離脱体験．被虐待経験における体外離脱体験は解離性障害，現実感消失／離人症のスペクトラムとして捉えるべきものもある．

A3. 日中活動時の睡眠発作の有無の確認．睡眠時間や交代制勤務，寝室の環境など睡眠習慣についての問診．睡眠麻痺や頭痛，てんかんなど機能性脳症状の有無，脳腫瘍や脳挫傷などの脳器質性疾患の有無の確認．虐待や天災など生命や魂の存続の危機に瀕した経験が自然に語られる場合には聴取されるのを待つ．

現代例提示―反復孤発性睡眠麻痺に伴う体外離脱体験

30歳代男性.

主訴：幽体離脱する.

現病歴：10代の頃から疲労時，寝ようとする時に目は覚めているのに体が動かず声も出せなくなることがあり，「かなしばり」だと認識している．かなしばり中に体からすっと抜け出て，うつぶせの姿勢ですーっと浮き上がり，動かない仰向けの自分の体が置き去りにされているのを目撃し，家々の屋根や木々の梢を越えて，雲を抜けて爽快な時もあれば，宇宙まで上がったあと爆発し，怖い思いをする時もある．起きがけにうなされているのを家人が目撃し，家人の主治医に相談したところ「てんかんかもしれないので当面運転禁止」となり，脳神経内科を紹介受診した．脳波や脳画像精査で異常はなく，半年の観察の後，そういった体験は睡眠中に限られることが確認された．日中の強い眠気や睡眠発作，情動に伴う脱力発作，意識障害や起床時に身に覚えのない舌咬傷・筋肉痛，頭痛などの経験はなかった．運転禁止にあたらないと診断した．

解説

体外離脱体験 out-of-body experience は20世紀まではオカルトの占有概念であったが，2002年に脳外科医が特定の脳部位への直接刺激で再現性をもってその現象を引き起こすことができることを報告すると同時に，れっきとした科学研究の対象となった[2]．様々な宗教や個人の実感としての「魂」という，体とは別に自分の実質があるという信念の由来となる現象なのではないかと提案されている[3]．臨死体験で有名な現象だが，実はむしろ，睡眠麻痺に随伴することが多い[4]．

体外離脱体験の脳局在

体外離脱体験とは，自分の体から抜け出て，高さや角度が通常と異なる視点で外界を認識していると感じる感覚体験で，典型的には自己像幻視を伴う[5]．つまり，意図せず不意に空中にポンと浮かんでしまった自分がいて，見下ろすと抜け殻となった虚ろな自分の体が見えることを言う．一般には「幽体離脱」と呼ば

JCOPY 498-32854

れ[6]，広く知られた現象ではないだろうか．

　Blanke らは，脳の特定部位の電気刺激でこの体外離脱体験が誘発できることを報告した[2]．内服加療でのコントロールがうまくいかないてんかん発作を持つ患者さんに対して，手術前検査として，病変の局在把握のため硬膜下電極を用いて右脳を刺激した．角回への 2.0-3.0 mA の刺激で「ベッドに沈み込む感じ」や「高所から落下する感じ」など前庭性反応が誘発され，3.5 mA にすると「ベッドに横たわる自分を高い所から見ているが，見えるのは足と体幹下部だけ」と訴え，この訴えから「体外離脱体験が誘発された」と診断された[2]．Nature でのこの報告以降，状況は一変し，体外離脱体験に関する報告が続いている．Blanke らはその後，20 世紀から現代までの自己像幻視に関する既報告の分析で，脳腫瘍など，病変の局在する症例にみられた体外離脱体験では，病変は右側かつ側頭葉・頭頂葉が多かったとしている[7]．New England Journal of Medicine での別グループの報告によると，右上側頭回に耳鳴治療のために刺激電極を留置した患者さんにおいて体外離脱体験が誘発された．誘発中の FDG-PET の分析から，右側頭-

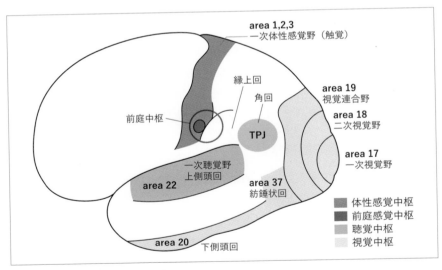

図 9-1 側頭−頭頂接合部の位置関係

側頭−頭頂接合部 temporo-parietal junction（TPJ）は側頭頭頂後頭接合部とも呼び，頭頂葉の中でも角回（Broadmamm area 39）を一部含み，縁上回に接する[9]．側頭葉・頭頂葉・後頭葉が接する脳部位であり，聴覚・視覚・体性感覚・前庭覚の統合や相互調整を行っていると考えられている[10]．

頭頂接合部，特に角回と上縁上回の接合部が体外離脱体験中に活性化していることが示された[8]（図 9-1）．同部位は体性感覚（痛覚や触覚）の情報と視覚-前庭覚の体外空間認知を統合する部位と考えられており，刺激により自分がどこにいるかという「定位」の異常と，感覚ごとの情報の食い違いから導かれる自己像幻視とが同時に発生すると考察されている．

　さらに Blanke らのグループは健常者に，バーチャルリアリティ用のメガネを装着させ，自分の後頭部を少し離れた場所から見た映像を見せながら背中が浮かんだ感じのする刺激を与えてみたところ，体外離脱体験が誘発できたと報告した[11]．中枢神経の電気刺激のみならず，触覚や視覚といった末梢での感覚入力を混乱させる刺激によっても，体外離脱体験は誘発できることが示された．さらにその状態で fMRI で脳の活動を記録した．この研究では右脳に限らず，両側の側頭-頭頂接合部が責任部位であることが示された[11]．症例の多数例検討で右脳障害例での体外離脱体験が多いのは，左脳に障害がないことで言葉でその特異な体験を正確に表現できるため，報告が多いというバイアスではないかと考察されている．

　この側頭-頭頂接合部は，前庭覚の中枢に近接しており，めまい症状と体外離脱体験との関連も言われている．てんかん患者さんでの体外離脱体験において，めまい症状を持つ場合に，体外離脱体験がより多いという報告がある[12]．また，末梢性のめまい症の患者さんと対照健常者において，カロリックテストによるめまいの誘発で，「現実味のなさ」などの離人症症状や，さらには「体外離脱感」が患者群で 5 割，健常者群で 4 割，惹起されたという報告もある[13]．

🄶 体外離脱体験の診断根拠

　自発的に体外離脱できるという特技を持った人に，fMRI に入ってもらってみたら，左運動補足野，左縁上回，左側頭頭頂接合部などの活動亢進がみられたという報告がある[14]．「自発的に体外離脱できる」というのは自覚所見だけであり，ひょっとすると騙されているかもと考えてしまいそうな設定ではあるが，脳神経内科の現場ではむしろ，患者さん本人の世界観や発言はすべて一旦受け止めるというところから出発しないと診断や新発見に進めないので，こうした素直な実験系の設定は，臨床医にとっては，しっくりくる．

　体外離脱体験の有無は端的に言って，自覚症状，患者さんからの訴えだけであ

る．そういうわけで，右頭頂葉病変での報告のほうが多いのは，左脳にある言語野の機能が保たれているため，という理論はうなずける．脳神経内科では，体外離脱体験に関わらず，本人やご家族から，「病歴が医者に語られる」ことに最も診断的価値がある．「語り」の聴取を抜きには診断にたどり着かない．通常診療の検査では検出できない体外離脱体験は，いまのところ「語り」のほかに検出方法がない．逆に，平安時代だろうが現代だろうが，同じく診断ができる．その逆で，「自分の常識から考えておかしいなと思うことには耳を貸さない」といったいわゆるまともな大人の姿勢では，頻度が低く客観的証拠が乏しい分野において新しい知見は得られない．これが機能性疾患の難しさである．

体外離脱体験の頻度

　体外離脱体験の有病率を調査した報告はほとんど存在せず，超科学的見地からの「10%」という数字が脳科学の論文に引用され続けている[10]．一見，10%でも多いように感じるかもしれないが，一生涯に一度だけでも経験したことはないか，と思い出してもらうともっと多いかもしれない．医局内の勉強会でその場にいた学生や医局員，研修医合わせて20人ほどに，体外離脱体験がある人！と質問し，挙手していただくと，4人が手を挙げた．私自身も子供の頃一度だけ，夜中に寝ぼけて階段を降りる際に，降りていく体を上から見ながら，私自身は空中をまっすぐ前に10歩ほど進んでしまい，不思議だったなあという記憶がある．その場の数字は4人に1人と，到底信じられない数になってしまった．より大きな母数が必要だろう．したがって，有病率は不明，今後医学的な調査が必要である．

体外離脱体験の歴史

　さてその体外離脱体験は，19世紀から20世紀においても，ひっそりと科学的検討が行われていた．"Out-of-body experience" という用語は，19世紀半ばに科学と超科学的見地のあわいの論文にみられる[15]．20世紀半ばを過ぎてからは，第7章で挙げたように，「てんかん症例での精神症状」や「てんかん症例での自己像幻視」という現象として報告されていた[16,17]．重大な転落・自動車事故では，約半数で体外離脱体験を経験する[17]．一方で1980年代には「臨死体験」症例の掘り起こしが盛んとなり，臨死体験では，自己像幻視を伴わない不完全な浮遊感・体外離脱感も含めると8割が体外離脱体験を経験することが明らかになった[18]．

現象としては，置き去りにされた抜け殻の自分を見るという「自己像幻視」がことさら奇妙で目立つが，体外離脱体験の本質は，体から出て行くこと，重力から自由になり浮かぶこと，飛び回ることであり，前庭覚性幻覚であると言える．

シャルコー Charcot JM の『火曜講義』1888 年 3 月 27 日の講義に，電車での移動中に沈み込む感じや浮かび上がる感じがした後に倒れてしまう広場・閉所恐怖症の 35 歳男性が登場する[19]．浮き沈みの感じについてシャルコーは「運動幻覚」と診断し，正常人でも特に夜間，夜行列車に乗っていると電車が垂直に下に沈み込む錯覚はあるでしょうと述べている．現代では完全な暗闇の中を移動する機会はあまりなく，私自身には実感がないのだが，経験したことのある方はいるだろうか．患者さんとの続く質疑で，シャルコーは夢を見るかと問いかけ，患者さんは「高いところから落ちる夢を見て，ベッドから落ちることもままあります」と答え，シャルコーは「睡眠時眩暈の高度のもの」と診断している．自己像幻視に関しての言及はないが，入眠時の前庭性・運動性幻覚に関する初期の記載の一つと言えるだろう．ちなみに，患者さんから「寝ようとしている時にふわふわする，めまいがする」と相談されることは珍しくないが，その少なくとも一部が入眠時の軽い前庭性幻覚だとして，頻度からして不明であり今後の研究が待たれる．

⑥ 睡眠麻痺との関連

さて，脳の電気刺激という極めて例外的な条件から体外離脱体験についてたどってみた．最初の和歌に戻ると，夜の体外離脱体験が当たり前の前提として歌われていた．事実，体外離脱体験は睡眠麻痺中に経験されることが多い．睡眠麻痺を稀に起こす群に伴う幻覚は幻視や幻聴が多いが，頻繁に睡眠麻痺を起こしている群では体外離脱体験などの前庭性幻覚のほうが多いとされている[4]．前章で述べたように，睡眠麻痺は幻視や幻聴があってもなくても強い恐怖を伴うことが多いが，空を飛ぶなどの前庭性幻覚や体外離脱体験を伴う場合は，惹起される感情は恐怖ではなく，なぜか楽しさや幸福感が多いとされている[3]．

⑥ 頭内爆発音症候群

睡眠麻痺に伴う幻覚には，幻視，幻聴，体外離脱体験など，何でもありと述べたが，ほかに，近年睡眠学や頭痛学などで注目されている現象である「頭内爆発

JCOPY 498-32854

音症候群 exploding head syndrome」がある．入眠および出眠時に「頭の中の爆発」を感じる現象で睡眠障害国際分類では「その他の睡眠時随伴症群」に分類されている[20]．頭内爆発音症候群がその名称で呼ばれ始めたのは1988年と最近であり[21]，体外離脱体験と頭内爆発音症候群はどちらもまだあまり臨床医に知られていない症状であるが，睡眠麻痺に両者が併発することがある[22]．現代では知られていないにも関わらず，第8章で述べた19世紀のミッチェルによる睡眠麻痺の初報告には，頭内の爆発音を入眠時に来たす症例も含まれていた[23]．

* * *

When just falling asleep, he became conscious of something like an aura passing up from his feet. When it reached his head, he felt what he described as an explosion. It was so violent and so loud, that he could not for a time satisfy himself that he was not hurt. The sensation was that of a pistol shot, or as of a bursting of something, followed by a momentary sense of deadly fear.（翻訳：ちょうど眠りに落ちた時，何かが足から上がってきて，それが頭にたどり着くと爆発したと感じた．とても凶暴かつ大きな音だったので，むしろ無傷であることに納得できないほどであった．その感覚は銃声か，爆発音で，とてつもない恐怖を残した．）

* * *

恐怖が強い様子が描かれている．体外離脱体験が前庭・運動性幻覚と幻視の組み合わせだとすると，頭内爆発音症候群は爆発音という幻聴と耳に残る爆発感という幻触と言えるかもしれない．

今日ではあまり医者一般に認識されていないこれらの現象だが，神経学の黎明期にはアメリカのミッチェル，フランスのシャルコーと，神経学の巨人たちが軒並み言及していたので，ひょっとしてイギリスの同時代の巨人，ガワーズ Gowers WR からも報告があるのではないかと思い，ガワーズの著書にあたってみるとやはりあった．1907年出版の書籍『てんかんとの境界疾患 The borderland of epilepsy』は失神，迷走神経反射，めまい，片頭痛，睡眠随伴症状について考察した本である[24]．筋疾患での「Gowers 徴候」（登攀性起立）ならば医師国家試験に出るので医学生でも知っている所見であるが，ガワーズの先見の明の全体像は，シャルコー同様，具体的にはあまり顧みられていないように思う．ガワーズの症例提示は，34歳男性，入眠時に限って，動けない，話せない，しかし覚醒しているという状況で，閃光を見たり，浮かび上がったり床に叩きつけら

れたりするような感覚を経験し、爆発音を聞くことがある、というもので、睡眠麻痺に要素性幻視、前庭性幻覚と頭内爆発音症候群を伴っている症例であった。ほかに女性で、出眠時に、足から頭に突然駆け抜けるような感覚があり、喉が詰まり死んでしまうのではないかという恐怖を感じる症例を提示している。睡眠麻痺での強い恐怖の随伴が述べられていると考えられる。

　百年前の名医たちは Gowers 徴候の発見のように、よく観察した、そしてシャルコーの筋萎縮性側索硬化症の発見のように病理もみた、そして同じ医者たちが前庭性幻覚のような客観的証拠に乏しい機能性疾患についてよく患者さんの話も聞いた。研究医と臨床医の気質や用語に大きな溝がある現代とは違うなあ、というのが率直な感想である。長い空白の後、これらの現象はようやく再発見のような形で分析されるようになってきたが、現在でも臨床医に広く知られているとは言い難い。患者さんが担当医に相談しようものなら、変なことを言っているとしてスルーされるか、もしくはてんかん、あるいは頻度度外視で希少疾患（例えば周期性四肢麻痺など）が疑われ、採算度外視で検査をてんこ盛りで行われた挙句、わからない、で終わってしまうことがある。不安が残ると様々な医療機関への受診行動となるが、その頃にはいろいろなことを言われているので、どこかで「特殊で病的な状況というわけではない」という説明があっても、受け入れる余地がなくなってしまうこともある。

⑥ 派生する医学的展望について、ちょっと

　体外離脱体験は、魂、心はどこにあるのか、一人の自己としての統一感、自らの姿形と心とに通底するアイデンティティーは脳のどこに宿るのか、そもそも一貫したアイデンティーなるものはごく当たり前のことなのか、といった、精神医学、心理学、哲学の問題提起に再び広がりを見せている。睡眠麻痺での人影の幻覚は右頭頂葉の「身体イメージ」の一式が発動することで発生し、これはこの部位に内的な身体性やヒト形態の雛形が局在することを示し、幻肢痛や身体完全同一性障害 apotemnophilia、神経性食思不振症などの身体イメージ障害の問題につなげて考えようとする提案がある[25]。体外離脱体験の報告の中には、症候学的に解離性障害、現実感消失／離人症と区別がつけられないものも含まれることから、その異同も議論されている[26]。小児期に虐待を受けたことがある場合に、臨死体験の際に体外離脱体験の経験頻度が上がることも観察されており[26]、既

JCOPY 498-32854

往の点でも解離性障害と連続性を持つ．いまだ病態生理が明らかではない解離性障害という現象を解く鍵にもなるかもしれない．

空想への答え

　平安時代の当たり前に科学知識が追いつくまでに一千年かかってしまった．稀な現象，誰かに起きた神秘ってやつを千年前には当たり前に皆で共有していた．現代では独立自尊の精神で，自ら経験したものか，科学で証明されたものだけしか信じないという姿勢が正しいこととして一般化している．だが，「科学で証明」はいまだ自然現象のごく表層，わずかな範囲でしか達成されていない．免疫グロブリンがなぜ慢性炎症性脱髄性神経炎に即効性をもって効くのかさえわかっていない，けれども使っている．医学にはそういったグレーが多い．だからこそ，世界の謎を一つ一つ解くために，医者は一人一人の患者さんの体験に耳を澄ましていこう．

文学鑑賞

紫式部『源氏物語』（平安時代中期）

　『伊勢物語』への言及があるので，より後世に書かれたことは確かなのが『源氏物語』である．「葵」の章には，生霊と書いて「いきすだま」と読む怖いものが出てくる．源氏を取り巻く女性のうち，葵の上が妊娠したタイミングで，六条御息所と葵の上の一行が揉める事件が起きて，葵の上は病に伏せる．葵の上は物の怪に苦しむが，源氏や皆は，六条御息所の生霊だと合点し，御息所本人も魂だけ出て葵の上を苦しめに行ってしまったと思って自責の念を持つ．そして葵の上は男児を出産後に亡くなってしまう．このあらすじだけ思い出し，葵の上に，妊娠を契機として，幻覚を伴い死に至ることさえある病気，すなわち抗NMDA受容体脳炎などを考えさせるような描写がないかどうかと思って今回，改めて読んでみたのだが，そういう問題でなかった．あちらこちらの女性に手を出し臆面もなく振る舞う源氏に，ただ耐え

ねばならない女性たちの苦痛を思うと，現代の感覚からすると尋常ではない苦痛がある．葵の病状はそれ，たぶん六条御息所のせいじゃないし，と古典小説相手に憤慨しても仕方がない．平安時代は稀な神秘を素直に受容したと持ち上げておいてその舌の根も乾かぬうちに批判するのは恐縮だが，「平安時代の常識」にがんじがらめの『源氏物語』の世界観はただ辛い．科学の手法がたとえ途方もない回り道だとしても，一つずつ科学的に検証していくことは最も公平な手段であると思われた次第である．

参考文献

1) 石田穣二, 訳注. 新版 伊勢物語（角川ソフィア文庫）. 東京: 角川学芸出版; 2017.
2) Blanke O, Ortigue S, Landis T, et al. Stimulatory illusory own-body perceptions. Nature. 2002; 419: 269-70.
3) Cheyne JA, Girard TA. The body unbound: vestibular-motor hallucinations and out-of-body experiences. Cortex. 2009; 45: 201-15.
4) Cheyne JA. Sleep paralysis episode frequency and number, types, and structure of associated hallucinations. J Sleep Res. 2005; 14: 319-24.
5) Blanke O, Mohr C, Michel CM, et al. Linking out-of-body experience and self processing to mental own-body imagery at the temporoparietal junction. J Neurosc. 2005; 25: 550-7.
6) 福田和彦.「金縛り」の謎を解く─夢魔・幽体離脱・宇宙人による誘拐（PHP サイエンスワールド新書）. 東京: PHP 研究所; 2014.
7) Blanke O, Mohr C. Out-of-body experience, heautoscopy, and autoscopic hallucination of neurological origin. Implications for neurocognitive mechanisms of corporeal awareness and self consciousness. Brain Res Rev. 2005; 50: 184-99.
8) De Ridder D, von Laere K, Dupont P, et al. Visualizing out-of-body experience in the brain. N Engl J Med. 2007; 357: 1829-33.
9) 平山和美, 編. 高次脳機能障害の理解と診察. 東京: 中外医学社; 2017.
10) Bünning S, Blanke O. The out-of body experience: precipitating factors and neural correlates. Prog Brain Res. 2005; 150: 331-50.
11) Ionta S, Heydrich L, Lenggenhager B, et al. Multisensory mechanisms in temporo-parietal cortex support self-location and first-person perspective. Neuron. 2011; 70: 363-70.
12) Sang FYP, Jáuregui-Renoud K, Green DA, et al. Depersonalisation/derealization symptoms in vestibular disease. J Neurol Neurosurg Psychiatry. 2006; 77: 760-6.

JCOPY 498-32854

13) Deroualle D, Toupet M, Nechel C, et al. Anchoring the self to the body in bilateral vestibular failure. PLoS One. 2017; 12: e0170488.

14) Smith AM, Messier C. Voluntary out-of-body experience: an fMRI Study. Front Hum Neurosci. 2014; 8: 70.

15) Alvarado CS. Trends in the study of out-of-body experiences: overview of developments since the nineteenth century. J Sci Explor. 1989; 3: 27-42.

16) Williams D. The structure of emotions reflected in epileptic experiences. Brain. 1956; 79: 29-67.

17) Devinski O, Feldmann E, Burrowes K, et al. Autoscopic phenomena with seizures. Arch Neurol. 1989; 46: 1080-8.

18) Greyson B. The Near-death experience scale. Construction, reliability, and validity. J Nerv Ment Dis. 1983; 171: 369-75.

19) Policlinique Notes de cours de MM. Blin, Charcot, Colin. Professeur Charcot, Leçons du mardi à la Salpêtrière. Tome I 1887-1888. Reprint. Claude Tchou pour la Bibliotheque des Introuvables. Paris, 2002.

20) American Academy of Sleep Medicine. 日本睡眠学会診断分類委員会, 訳. 睡眠障害国際分類. 3 版. 東京: ライフ・サイエンス; 2018.

21) Pearce JMS. Exploding head syndrome. Lancet. 1988; ii: 279-81.

22) 駒ヶ嶺朋子, 国分則人, 平田幸一. 睡眠麻痺に体外離脱体験と頭内爆発音症候群を伴った 1 例. 脳神経内科. 2018; 89: 433-8.

23) Mitchell SW. On some of the disorders of sleep. Vir Med Mon. 1876; 1: 770-81.

24) Gowers WR. The border-land of epilepsy. London: J & A Churchill; 1907.

25) Jalal B, Ramachandran VS. Sleep paralysis and "the bedroom intruder": The role of the right superior parietal, phantom pain and body image projection. Med Hypotheses. 2014; 83: 755-7.

26) Greyson B. Dissociation in people who have near-death experiences: out of their bodies or out of their minds? Lancet. 2000; 355: 460-3.

第 9 章 ● 遊体離脱—体外離脱体験

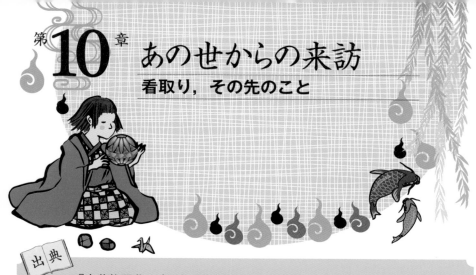

『今昔物語集』（平安時代後期，12 世紀）

症例

女，死せる夫の来るを見し語　第二十五

　今は昔，大和国に住む人ありけり．（中略）此の夫，思ひかけず身に病を受けて，日来煩ひける程に遂に失せにけり．女，これを嘆き悲しむで，恋ひまどひける程に，其の国の人，あまた消息を遣りて懸想しけれども，聞きも入れずして，なほ死にたる夫をのみ恋ひ泣きて，年来を経るに，三年と云ふ秋，女，常よりも涙におぼれて泣き臥したりけるに，夜半ばかりに笛を吹く音の遠く聞えければ，（中略）男，うつつにありて立てり．（中略）然れば女，これ夢かと思ひけれども，夢にもあらざりければ，あさましと思ひて止みにけり．これを思ふに，人死にたれども，かくうつつにも見ゆるものなりけりとなむ語り伝へたるとや．（文献１より表記改変引用）

現代語訳

　亡くなった夫の来訪を見た女性の話

　かつて，大和国（奈良県）に若く美しい夫妻がいた．二人は大変仲がよかったが，ある日夫が病気になり若くして亡くなってしまった．妻は大変悲しみ，再婚の申し出をすべて断り，亡くなった夫を想い泣き続けた．3 年が過ぎた秋，いつ

JCOPY 498-32854

もよりも泣き，寝入ってしまった．すると夜中に，夫が吹いていた笛の音が遠くから聞こえてきた．だんだん音が近づき「窓を開けて」という声がして急いで起きて開けてみると夫がそこにいるのが見えた．歌を詠み，生きている時と同じような姿であったが，煙が立ち上っていて，恐ろしく感じ，絶句している間に立ち消えてしまった．夢かと思ったが夢ではなかった．人は，亡くなった後にも出会うのだということを語り伝えている．

空想

　大事な人を亡くした後に再び会うことは，古今東西，文学の普遍的なテーマである．医学用語では悲嘆幻覚　grief hallucination と呼ばれている．このような現象は普遍的であり特殊ではないとする報告もあれば，懐疑的だとする見方もある．死生観は，突き詰めれば医療のあり方にも影響を与える事項である．20世紀に一つの方向性を見失った現代人の死生観に，悲嘆幻覚などの不思議な現象は新たな解答を与えてくれはしないだろうか．

Q1. 抽出される経過・所見を述べよ．
Q2. 考えられる疾患を挙げよ．
Q3. 診断に必要な追加情報・身体所見を述べよ．

A1.　聴覚から始まり，視覚性の要素もあり，多感覚モダリティーにわたる体験で，かつ現実ではないと認識されているもの．会話というコミュニケーションが成立している．

A2.　悲嘆幻覚．そのほか，睡眠に連続した出来事であり，入眠時・出眠時幻覚，あるいは夢ではないと書かれているが，夢ともとれる．

A3.　背景に抑うつがないかどうか確認したい．一方で親しい者を亡くした者の正常反応として経験される現象とも考えられる．

現代例提示

70歳代女性.

主訴：特になし（夫の付き添いで来院）.

現病歴：夫がLewy小体型認知症で通院中である．定期受診で最近の調子を尋ねると「認知症がひどくなっていて，幻覚が増えてきた．先日娘が亡くなったのに「娘がそこに青い顔して立っているので，お茶を出してやってくれ」などと言うので困る」との話が出た．担当医である私は，内科診療における原則，訴えの内容を明るい言葉で噛み砕いて言い直し確認するというルーチンに従い，お父さんのところには来てくれたんですね，と返してしまった．すると「私も娘が来たような気配を感じる時があります，あれをなぜ認知症の幻覚と呼べるでしょうか，ごめんなさい」と泣き崩れてしまった．患者さんも私も泣いた．

解説

これまでの繰り返しになるが幻覚は生理的現象という側面を持ち，必ずしも病的意義があるわけはない[2,3]．悲嘆幻覚は，老年科および一般内科からの報告では，配偶者を亡くした者の半数前後[4,5]，最大では8割以上で経験されたというものもある[6]．被験者の半数以上が，研究者が問いかけるまでこの現象について誰にも語っていないと答えたとされ[5]，秘められた現象ではある．しかし丁寧な聞き取りをすれば，亡くなった親しい者に出会うという体験は，知られざる普遍的な現象なのではないかと提案されている[5-7]．

悲嘆幻覚

悲嘆幻覚とは親しい者を亡くした後，その者の気配を身近に感じたり，姿を見たり声を聞く現象である．1970年代の調査では，配偶者を亡くした293人への聞き取り調査で，46.7％が亡くなった配偶者の幻覚やそこにいるような錯覚があると答えた[4]．死別から10年以内にそうした現象を経験することが多く，社会的孤立やうつ病の併発傾向は見られなかった．40歳以上，結婚年数の長さ，生前の夫婦仲のよさ，専門職や管理職であることは幻覚経験率を高め，そうした幻覚を経験する人の10人に1人が亡くなった配偶者と会話ができ，助けられてい

ると答えた[4].

　第2章で学んだLewy小体病での幻覚は，幻視なら幻視のみ，幻聴なら幻聴のみの単感覚モダリティーで出現することが多く，幻覚対象とのコミュニケーションが取れないことが特徴だった．第8章で学んだ睡眠麻痺による入眠時幻覚の特徴は，恐怖感が特徴だった．悲嘆幻覚では，いずれとも異なり，姿も声も同時に現れることがあり，コミュニケーションがとれる．大きな恐怖感はない．時に相談に乗ってくれたり，生きている者の励みとなるような存在となりうる[4]．経験者の大多数が心地よく有益な体験であると答えたとされている[5,6]．

　『今昔物語集』を挙げるまでもなく，古今東西の文芸はこの現象を取り上げてきた．しかし一方で脳科学はまだこの現象の生理学的機序や責任となる脳局在を突き止めてはいない．PubMedの検索では，それなりの数の論文が見つかるが，最近発表された悲嘆幻覚の有病率を調査するためのメタ解析は，論文不正か不備かで撤回されていた．症状経過はすべて自己申告頼りで，かつ研究者としても感情を動かされるテーマであり，科学的に研究しにくい分野であることは想像に難くない．つまり悲嘆幻覚という現象は，第9章までの話と異なり，まだ幾ばくも解き明かされていない．そうであるにも関わらず，この本の最後に加えることには訳がある．

　2011年の東日本大震災後，霊体験がちらほら出ていることが言われ，いくつかの本が出た[8-10]．それは悲嘆幻覚のまとまった数の報告だろうと思い，読んでみると，ここに引用できないほど悲しく胸が締め付けられる事例が並んでいた．津波で子供を亡くした母のもとに，子供の気配が訪れ，お気に入りだったおもちゃで遊ぶ．町を津波に破壊されたタクシー運転手さんが，真夏にコートを着込んだ幽霊を客として乗せる．現代例の言葉を借りれば「あれをなぜ幻覚と呼べるでしょうか」．幻覚などと呼んでは，まるでそうした現象の本質が「幻」かのようなすり替えになりかねない．本質は，残された者からの亡くした者への思いであり，そこまでの時間に，亡くなった本人と残された者との間に築かれた確かな時間が，その現象をそこにあらしめている．残された者一人の問題ではなく，双方向の，あるいは社会全体のつながりが，そこに死者を現前させ得る．医学が，学問だからとその尊い領域に土足で踏み込むことは避けたい．

　しかし社会学的調査の本が上梓され，話題になった時に，真偽が言われたり，震災の地で起きている「精神疾患の例」として，薬でなんとかしたほうがいい，

といった論調で取り上げられることがあるのを見かけた．悲嘆幻覚には向精神薬や抗うつ薬は無効で，また治療が必要であるどころか悲嘆幻覚があることで精神的な安定が得られる可能性さえ指摘されている[6]．皆で思い出も悲しみも共有すること，一人で抱え込まないことはさらに，苦しみを緩和するだろう．そうであるのに，むしろ話の信ぴょう性が疑われ，疑われないように秘匿され，個人に閉じ込められていく．あまりにも知られていない，ということが歯がゆく，この場で述べさせていただくことにした．

幻覚を来たす疾患の鑑別として挙げられる統合失調症やうつ病，双極性障害は的確な治療で改善が期待できる．だから早期発見を，ということには大賛成であり，治療をためらうべきではない．また「悲嘆幻覚は本物の幻覚なのか？」という考察をしている精神科からの報告では，合併した抑うつに対して薬物治療を要していた[11]．治療には個々の症例を見極める必要がある．一方で，死別によって当然引き起こされる反応や現象に対して，幻覚があって正常ではない，という理由で抗うつ・不安薬などの処方でお茶を濁すというルーチンワークを適用されてしまっては，無効なばかりか，死にまつわるすべての事象が，一般社会と距離を置かれ，個人に閉ざされてしまう．亡くなったあの子に，会いたかったあの子に会えたよ，という言葉を，遮られたり隠されたりしなければならない言葉にしたくはない．死は誰しも避けられないが，この受け入れがたい事実に対する当然の防御として，日常から隔離し，議論を置き去りにしている．

🐚 看取りについて

高齢化社会と増大し続ける医療費の問題から，在宅での看取りを増やすという国の方針がある．厚労省の調査では6割以上が自分自身の療養を在宅で希望し，家族の介護でも4割が在宅介護を希望しているという[12]．在宅療養支援診療所ならびに在宅療養支援病院の要件は「24時間連絡に対応し，24時間往診可能という体制を確保していること」とされ，3人組体制や3箇所連携などで24時間往診可能体制を3日に1回以下/医者1人とすることが推奨されている．3日に1回だとしても，昼間も夜中も電話を受け，運転して現場にかけつける往診体制は，開業医，つまりある程度年齢のいった医者にとって厳しい労働条件だが，それでも在宅療養支援医療機関の届出数は右肩上がりに増えている[12]．在宅診療が増加している一方で，2017年の人口動態統計においても，病院での看取りは

73% と大多数を占めている[13]．自宅は 13.2%，ほかは診療所 1.8%，介護老人保健施設 2.5%，老人ホーム 7.5%，その他となっている．自宅での看取りは 2007年の 12.4% を最低値として，微増しているとも読み取れるが，1950 年代の自宅看取り 8 割にははるかに及ばない．1970 年代後半に自宅と病院との比率が逆転して以降，看取りの多くは，病院で行われている．

看取りという一点に着地するまでには，予期せぬ急変のほか，想定内の経過だが身体状況にご家族の気持ちがついていけないなどの様々な理由で，病院に搬送され，医学的な処置を行う現状がある．救急搬送は増加の一途にあり，近年 630 万件 / 年（国民 22 人に 1 人）を超えている[14]．また，本人からの苦痛の訴えがない状況においても，訴えさえ出ない，コミュニケーション不在の介護という労働を病院や施設という隔壁内に依頼することで，社会の均衡はなんとか保たれている[15]．しかし個人が，あらかじめ生死について考えていなければ，例えば急変時に救命センターで，あるいは予測されうる経過の先にある慢性期病棟で，どこからが延命治療であるのかという議論に，各々の正解を見出せない．

死生観の足場の構築に向けて

在宅での看取りの主役は医療ではなく，本人や家族である．在宅診療体制が整ったとしても，心情的に自分自身や親しい人の死や衰えを受け入れる習慣がなければ，理想に描くような在宅での看取りは増えず，むしろ恐怖や不安の中で救急搬送が増えるだけである．そして病院に送った側に悔いや迷いが生じてしまう．死を生命および人生の途絶，それ以上ではないと捉える人と，例えば死の先には西方浄土があると捉える人と，様々な考えが存在する．しかし，死や衰えの先が，ただ単に生の途絶であるならば，恐怖以外に何を思えばいいのだろうか．**この国が在宅看取りの方向に舵を切るには，在宅診療体制のみならず，「死」に対する不安や恐怖を取り除くことが必要である．**

死と生は連続している．であるのに生の前と死の後は現在の世界と途絶していると現代社会の大多数は信じている．生の前，死の後に関して，どのような説であろうとも証明され得ない仮説にすぎないが，証明でき得ることだけを考えるべきだというのもまた，一つの信念にすぎない．生と死に関して，現代社会はこのように，わからないことだらけで，確固たる足場を持たない．死に関する情報も議論も不足している．科学は仮説と証明を前提にしており，証明が決定的に不可

能である事象に対する思弁の軸に据えるには向いていない．不確実性下の意思決定理論などを駆使して少しずつ進めば，死による一切の途絶という世界観に対する恐怖は拭えるだろうか．

　死生観の構築は宗教が担うのか，哲学が担うのか，文化が担うのか．これまでにたくさんの考察があり，たくさんの説があり，多くの対立が生じてきた．そうした対立を避けるために，科学は賢明な手段であるが，死生観は科学や医学が到底深入りできないほど不確実性に阻まれたテーマである．第1章で挙げた聖フランシスコ＝ザビエルの書簡に興味深い記載があった．高僧と対話後，「幾度も話し合ってわかったのは，霊魂は肉体とともに滅びるか滅びないかが（彼には）はっきりしていないことです．彼の考えも首尾一貫していません．肯定するかと思うと否定する．これはほかの学者たちもおそらく同じではないでしょうか」（1549年11月5日付）[16]．ザビエルの滞在中にも，布教を保護した長門・周防国の大名・大内義隆が下克上で家臣の陶晴賢に国を奪われるという出来事が起きている[17]．乱世極まる戦国時代に，禅僧とキリスト教の聖人がごく個人的に真摯に議論を交わしていることや，禅僧が現代科学のようなあいまいな死生観を述べたことに心打たれる．

　私たちは迷うしかないのだが，悲嘆幻覚というおそらく普遍的な現象を根拠に，亡くなった後も心のつながりは続く，続けてよい，と言いたい．そういったつながりを人が語り，そうだねえと受容する世界が再び，訪れることを待っている．

空想への答え

　宗教や文化が担ってきた心の拠り所が，医学や科学の台頭によって人々の生活の中心から追いやられて100年を経た．医学や科学は，死生観という問題に向き合えるような思考ツールたり得るだろうか．

498-32854

村上春樹『アンダーグラウンド』（1997年）[18]，
『約束された場所で underground 2』（1998年）[19]

　今回，確固たるエビデンスやコンセンサスに不足のある分野についての章を医学書に敢えて設けたからには，地下鉄サリン事件（1995年）への言及を避けられないと思い至った．事件自体には様々な切り口があるが，ここでは，結果的に医学知識が悪用された事件であることを思い起こそうと思う．

　カルト教団の中で実行犯でもなく幹部でもない，いわば声なき声を拾い上げることを目的とした村上春樹氏の公平で丁寧な聞き取り[19]を読むと，カルトが意図的に幻視や体外離脱体験などの幻覚を布教や支配に利用したことがわかる．睡眠剥奪，感覚遮断，際限のない暴行，飢餓，瞑想，あるいはLSDなど幻覚をもたらすあらゆる手段が用いられている．最近の研究では，バーチャルリアリティーによって体外離脱体験を人工的に惹起させると，死への恐怖が和らいだという報告がある[20]．感情を動かすこうした経験は，単なる経験を超えて死生観や思考へ大きな影響力を持つ可能性がある．

　1960年代にはすでに，感覚遮断，つまり目隠しや耳栓をして一切の知覚刺激を遮断することで幻覚が簡単に惹起できることが報告されていた[21]．今でこそ失明者の幻視，すなわちCharles Bonnet症候群や，難聴者での幻聴について知られてきているが，一方でGuillain-Barré症候群の重症者で2割に幻覚が体験されることは[22]，今でも広く共有されているとは言い難い．また体外離脱体験や睡眠麻痺なども，丁寧に病歴を聴取した19世紀まではむしろ当たり前であったのが，「科学的実証」主義の全盛期であった20世紀にはほとんど興味を持たれず，今世紀に入りようやく再び医学の議論の場に上がってきた．科学で実証できないからと「不思議」から目を逸らしていた時期に付け込まれた事件であったとも言える．

　しかし現在でも科学が証明したことなどまだ世界のほんの表層にすぎない上に，科学的に明らかにされたとされる知識だけでも膨大で，どんな賢者で

もすべてをカバーしきれない．個別の事象への知識がなくても，あるいはエビデンスが不十分でも，どのような態度をとれば，本質を見誤らずに済むであろうか．ここで序文に戻るが，Popper K は 1934 年に「実証可能性ではなく，反証可能性こそが，科学と疑似科学とを分ける境界である」と提唱した[23]．すなわち科学とは，どのような批判にも開かれていなければならない．いつか覆されれば改める認識の集積であり，「教義」など否定を許さない思想の根幹とはなり得ない性質を持つ．医学は多様性を相手にしており，科学の体裁を即座には整えられないほど稀な事象に向き合わねばならない瞬間を迎えることもあるが，ただ謙虚に，批判や検証に開き続け，思考を止めないことで科学的態度を保ち続けたい．

　なお，カルト側へのインタビューで構成された『約束された場所で』はunderground 2 と銘打たれ，続編である．地下鉄サリン事件の被害者，その家族および治療者側の声が記録されているものが第一弾の『アンダーグラウンド』で，かなりの分量があり，読み応えがある．サリン中毒やテロに対する早期および長期の症状や，今日の救急体制が構築される前夜の救急診療現場が，被害者や救護に当たった者の様々な視点から描かれており[18]，医学資料としても学ぶ所が大きい．今では同様のテロに対して，ある程度想定や訓練はされているが，再び想定外の出来事が起きた場合に，現場で個人の最善の裁量を発揮し合えるような心構えを培うために，『アンダーグラウンド』は医学生に必ず読んでほしい．

　続編のほうは，文字で書かれたものを無批判に受け入れがちな医学部低学年には読ませたくない．かくいう私自身も事件が起きた当時高校生で，事件後，多くの報道が一斉に実行犯やカルト教団幹部たちの生育歴や思いだけを取り上げ続けていることに，何か違和感を抱いたかというと，まったくそうではなかった．村上春樹氏は，あの状況で誰も見出すことができなかった報道弱者の側にたどり着き，その生育歴や事件当日，事件後までの長期経過を記録に収めた．さらに，「被害者側の意見だけをまとめるのは一方的な視点だ」という批判に対して，カルト側の報道弱者の声をまとめたのが第 2 弾となった．始まりから尋常ならざる反骨精神で，批判に対しても公平で冷静

JCOPY 498-32854

な行動を実行し，反証可能性を開いておくというのはこういうことでもあるが，実際，特別に強靭な精神を要するだろうと痛感する．

参考文献

1) 佐藤謙三, 校注. 今昔物語集　本朝世俗部　上巻（角川ソフィア文庫）. 東京: 角川学芸出版; 2008.

2) Soulas T, de Langavant LC, Monod V, et al. The prevalence and characteristics of hallucinations, delusions and minor phenomena in a non-demented population sample aged 60 years and over. Int J Geriatr Psychiatry. 2016; 31: 1322-8.

3) Badcock JC, Dehon H, Larøi F. Hallucinations in healthy older adults: An overview of the literature and perspectives for future research. Front Psychol. 2017; 8: 1134.

4) Rees WD. The hallucinations of widowhood. Br Med J. 1974; 4: 37-41.

5) 黒鳥偉作, 加藤　敏.「喪の作業」の完了によって消失した悲嘆幻覚の1臨床例―正常な悲嘆とスピリチュアルケア―. 精神神経学雑誌. 2015; 117: 601-6.

6) Olson PR, Suddeth JA, Peterso PJ, et al. Hallucinations of widowhood. J Am Geriatr Soc. 1985; 33; 8: 543-7.

7) Grimby A. Bereavement among elderly people: grief reactions, post-bereavement hallucinations and quality of life. Acta Psychiatrica Scand. 1993; 87: 72-80.

8) 東北学院大学震災の記録プロジェクト, 金菱　清（ゼミナール）, 編. 呼び覚まされる霊性の震災学― 3. 11 生と死のはざまで. 東京: 新曜社; 2016.

9) 宇田川敬介. 震災後の不思議な話―三陸の〈怪談〉. 東京: 飛鳥新社; 2016.

10) 奥野修司. 魂でもいいから, そばにいて―3・11後の霊体験を聞く. 東京: 新潮社; 2017.

11) Baethge C. Grief hallucinations: True or pseudo? Serious or not? An inquiry into psychopathological and clinical features of a common phenomenon. Psychopathology. 2002; 35: 296-302.

12) 厚生労働省医政局指導課在宅医療推進室. 在宅医療の最近の動向. https://www.mhlw.go.jp

13) e-stat 統計で見る日本. 政府統計の総合窓口. https://www.e-stat.go.jp

14) 総務省消防庁. 平成 30 年度消防白書. 第 4 節救急体制. http://www.fdma.go.jp

15) ミヒャエル・デ・リッダー. 島田宗洋, ヴォルフガング・R. アーデ, 訳. わたしたちはどんな死に方をしたいのか？―高度先進医療時代における新たな死の文化の提言. 東京: 教文館; 2016.

16) ピーター・ミルワード. 松本たま, 訳. ザビエルの見た日本（講談社学術文庫）. 東京: 講談社; 1998.

第10章 ● あの世からの来訪―看取り，その先のこと

17) 佐藤　信, 五味文彦, 高埜利彦, 他編. 詳説日本史研究. 東京: 山川出版社; 2017.

18) 村上春樹. 村上春樹全作品 1990 ～ 2000　⑥アンダーグラウンド. 東京: 講談社; 2003.

19) 村上春樹. 村上春樹全作品 1990 ～ 2000　⑦約束された場所で / 村上春樹, 河合隼雄に会いにいく. 東京: 講談社; 2003.

20) Bourdin P, Barberia I, Oliva R, et al. A virtual out-of-body experience reduces fear of death. PloS One. 2017; 12: e0169343.

21) Vernon J, Marton T, Peterson E. Sensory deprivation and hallucinations. Science. 1961; 133: 1808-12.

22) Cochen V, Arnulf I, Demeret S, et al. Vivid dreams, hallucinations, psychosis and REM sleep in Guillain-Barré syndrome. Brain. 2005; 128: 2535-45.

23) カール・R・ポパー. 大内義一, 森　博, 訳. 科学的発見の論理（上・下）. 東京: 恒星社厚生閣; 1971.

　奈良時代から大正時代までの時間留学を終えて，脳神経内科疾患において，タイムスリップしても現代のクオリティで診断できる疾患とできない疾患，すなわち，**治療開始前の暫定診断に検査を必ずしも要さないものと必ず要するものとが明らかになった**．脳神経内科においては，片頭痛や睡眠麻痺，悲嘆幻覚など，診断をつけることが苦痛の緩和など治療に直結する疾患が多々あり，これらにおいてはすなわち，知識さえあれば現代クオリティの治療が平安時代においても可能とさえ言える．

　さて具体的には，本書で言及した疾患の中では，Parkinson 病，Lewy 小体型認知症，筋萎縮性側索硬化症などの変性疾患，成熟奇形腫のある抗 NMDA 受容体脳炎や Guillain-Barré 症候群などの免疫介在性緊急疾患，片頭痛，ナルコレプシーを伴わない睡眠麻痺などの機能性疾患，果ては周期性四肢麻痺のような稀少な遺伝性疾患まで，ガイドラインあるいはコンセンサスに準拠して基準を満たせば，時間留学中にも治療に向かうことが可能だった．また一方で，治療選択を行うまでの診断に，特定の検査が必須となるものには，脳出血，脳梗塞，くも膜下出血における頭部 CT 検査，慢性炎症性脱髄性神経炎における神経伝導検査，奇形腫のない抗 NMDA 受容体脳炎における脳波および髄液検査もしくは血清抗 NMDA 受容体抗体検査，脳炎・髄膜炎一般における髄液検査，非痙攣性てんかん重積に対する脳波検査，治療可能な二次性認知症を除外もしくは診断するために必須となる頭部 CT 検査，ビタミン・梅毒・甲状腺検査があった（表）．

　ここで，せっかく学んだ知識を有効に使うために，但し書きをさせていただく．必ずしも検査を要さない疾患について，**典型像を呈していれば，時間留学中にも暫定診断できる**という点に留意すべきである．現代の実臨床では，病像が完成した進行期まで待ってから外来を初診することは少ない．**病初期には徴候が出そろっていない**．また，合併症によって，典型像は容易にゆがんでしまう．さらに，ほかの疾患の後遺症があってもゆがんでしまう．保護因子に修飾されて部分症しか呈していない場合もある．そして施設からの受診などでは，進行期の患者さんを初めて診察するという局面があるが，**進行期には廃用症候群が進み**，そこ

表　脳神経内科疾患における検査の位置付け

典型症状がそろう場合に検査なく暫定診断可能	暫定診断にも検査による裏付けが必須
・Parkinson 病	・脳梗塞と脳出血の鑑別
・認知症	・脳静脈洞血栓症
・筋萎縮性側索硬化症	・脳腫瘍
・奇形腫合併のある抗 NMDA 受容体脳炎	・奇形腫のない抗 NMDA 受容体脳炎
・Guillain-Barré 症候群	・感染・自己免疫性脳炎，髄膜炎
・片頭痛	・筋炎，ミオパチー
・睡眠麻痺，入眠時幻覚	・重症筋無力症
・周期性四肢麻痺	・慢性炎症性脱髄性神経炎
・悲嘆幻覚	・ナルコレプシー（1 型 2 型両方）
	・脊髄炎，多発性硬化症
	・治療可能な認知症（甲状腺 / ビタミン欠乏 / 水頭症など）
	・非痙攣性てんかん重積

にある麻痺が心肺機能低下によるものか脳由来なのかさえ，区別がつかない場合もある．

　また，実際，他の疾患の除外において，検査を要することが多い．例えば，Parkinson 病に見えた橋本脳症が報告されている．緊急疾患や早期治療が予後に関与する疾患が鑑別に挙がる場合にはなおさら除外に検査を要する．例えばくも膜下出血の除外のために頭痛に対して行う頭部 CT 検査などである．より確実な診断や，普遍的で客観的な状況の把握のために検査を行う疾患もある．Guillain-Barré 症候群では，検査はガイドライン上の位置付けが補助的であるが，これは煩雑で専門的な検査よりも，搬送時のファーストタッチから呼吸筋麻痺への進展への警戒を喚起し，さらに早期治療が優先されるためである．気管挿管や免疫グロブリン大量静注療法などの治療が先になることもあるが，神経伝導検査と髄液検査でのタンパク細胞解離の確認はほぼ必ず行われている．また，ひとまず病歴だけで暫定診断がなされ治療を開始した後も，診断が確実で治療効果が得られたことを確認するまで，常にほかの疾患の可能性を念頭に置き，適宜検査を追加計画していく．

　検査というものの意義は，こうした実践的な医療という側面だけではない．それまでに知られた典型像から，はみ出した所見を拾い上げ，新たな発見を切り開くという意義もある．とある疾患の既知の典型像を理解して，症候と診断の一対

JCOPY 498-32854

一対応表を試験対策のように作り上げてしまうと，疾患の本当の全体像を捉えられなくなる．疾患や診断は流動的に，スペクトラムで捉え，そのグラデーションの中でいま，中心にあるのか周辺にあるのか，初期なのか進行期なのか，常に気を配りたい．医学が相手にしている個人という存在は常に多様性のどこか一点であり，同一条件は存在しない．検査という心強い味方をおおいに活用し，仮説を補填して，多様性の森をかき分けて先へと進んで行こう．

Acknowledgments

　本書執筆にあたり，発見や学びを与えて下さる患者さん方にまず感謝申し上げたい．直接教示下さる方，たくさんの質問を持って来院される方，無言の仰臥の中にこちらから読み取らせていただく方，皆様に心から感謝申し上げる．診断時の注意点としてよく言われている認知バイアスに，過去に経験した診断から想起しやすいことで生じる availability bias がある．これは裏を返せば，患者さんとの出会いは，次の診断に影響する．一人の医者はそれまで経験した患者さんの集合体なのである．

　本書執筆の機会を与えて下さった中外医学社の桂彰吾氏に，お礼を申し上げたい．本書の構成は桂氏との合作である．企画に声をかけていただくきっかけとなったザシキワラシの論文は，知の巨人とどうしても話してみたいと勇気を振り絞って話しかけた古川哲雄先生から，「文学的なものでもまず書いてみなさい」という助言を頂き，着想した．助言に心から感謝を申し上げたい．医学部入学前から私は詩人だったため，入学の際に父から「くれぐれも医学をネタに文学を書くな」と釘を刺されて心に留めてきたが，文学を元に医学を講じることは許してもらえるだろうか．

　本書のベースには，各章の参考文献で記した『脳神経内科』（科学評論社）で発表した3つの論文がある．これらは私の所属する獨協医科大学脳神経内科の国分則人先生の，神経学のみならず古生物学から歴史・文学までの豊富な知識なくしては成立しなかった．第3章の『死霊解脱物語聞書』と抗 NMDA 受容体脳炎との類似性という着想は国分先生のものである．法蔵寺の累様方のお墓参りは必要だと思うからしてきた，とのお言葉もありがたく頂いた．本書には随所に先生の教えが組み込まれている．第6章には，当科主任教授の平田幸一先生からの十数年来の教えが盛り込まれている．「傾聴と受容は治療に等しい」という診療姿勢を先生から学び続けている．当科医局および国立病院機構栃木医療センター内科の皆との日々の議論に感謝する．中外医学社編集部の上村裕也氏には，散らかした文章を編集していただき，心より感謝申し上げる．最後に，執筆期間中ほとんどの食事当番を担い，さらに Fisher，Caplan，Gastaut 医師らの偉業を伝授してくれた夫にも感謝したい．

2020 年 2 月

栃木のパワースポットだと思う，長岡百穴古墳にて

駒ヶ嶺　朋子

索 引

著者略歴

駒ヶ嶺 朋子（こまがみね ともこ）

1977 年生．2000 年早稲田大学第一文学部卒．同年，第 38 回現代詩手帖賞受賞（駒ヶ嶺朋乎名）．2006 年獨協医科大学医学部卒．国立病院機構東京医療センターで初期臨床研修後，獨協医科大学内科学（神経）入局．脳神経内科・総合内科専門医．2013 年獨協医科大学大学院卒．医学博士．詩集に『背丈ほどあるワレモコウ』（2006 年），『系統樹に灯る』（2016 年）（ともに思潮社）がある．

かいだん　まな　のうしんけいないか
怪談に学ぶ脳神経内科　　　　　　　　　　　　　　©

発　行	2020 年 4 月 10 日　1 版 1 刷

著　者　駒ヶ嶺 朋子
　　　　　こま が みね　とも こ

発行者　株式会社　中外医学社
　　　　代表取締役　青木　　滋

　　　　〒 162-0805　東京都新宿区矢来町 62
　　　　電　　話　　(03) 3268-2701 (代)
　　　　振替口座　　00190-1-98814 番

印刷・製本／三和印刷(株)　　　　＜ SK・HU ＞
ISBN978-4-498-32854-9　　　　Printed in Japan